3D 打印
个性化骨盆重建外科学

3D PRINTED PERSONALIZED PELVIS
RECONSTRUCTION SURGERY

主编　郝永强

上海科学技术出版社

图书在版编目（CIP）数据

3D打印个性化骨盆重建外科学 / 郝永强主编. -- 上
海 ：上海科学技术出版社，2023.8
ISBN 978-7-5478-6169-1

Ⅰ．①3… Ⅱ．①郝… Ⅲ．①快速成型技术－应用－
骨盆－外科学 Ⅳ．①R681.6-39

中国国家版本馆CIP数据核字(2023)第077043号

3D 打印个性化骨盆重建外科学

主　编　郝永强

上海世纪出版(集团)有限公司
上 海 科 学 技 术 出 版 社　出版、发行
(上海市闵行区号景路159弄A座9F-10F)
邮政编码201101　　　www.sstp.cn
山东韵杰文化科技有限公司印刷
开本 889×1194　1/16　印张 10
字数 245千字
2023年8月第1版　2023年8月第1次印刷
ISBN 978-7-5478-6169-1/R·2757
定价：128.00元

内容提要

近年来，3D 打印技术在骨科的应用经历了飞跃式的发展。本书介绍了 3D 打印技术的研究进展、材料选择与应用、数据采集与处理。同时，结合具体的临床病例，重点阐述了 3D 打印个性化功能重建在骨盆缺损、骨盆恶性肿瘤中的临床应用，内容涉及术前影像学检查、医工讨论与术前规划、假体设计原则，以及手术模拟、手术治疗、术后影像学评估、临床随访和创新观点等。

本书图文并茂、临床指导性强，可为复杂骨盆缺损重建提供新的思路与方向，适合骨科临床医生和 3D 打印相关工作人员学习、参考。

编写人员

主 编

郝永强

编 者

罗丁豪 吴钧翔 郝永强

序

　　骨盆结构复杂、位置深，是躯干与下肢间重要的力与运动传导结构，而且邻近消化系统、泌尿系统、生殖系统等的脏器及重要血管、神经。因此，骨盆部位的手术难、风险大，尤其是在重建因肿瘤、炎症、感染、创伤及先天畸形等造成的骨盆复杂缺损时，恢复下肢和躯干的负重及运动功能，则更为困难。

　　随着医学理念的进步、外科手术技术的提高和数字医学的发展，自 20 世纪 80 年代起，通过医工合作，为每位特殊患者设计、制备"量身定制"的个性化人工重建假体已在少数国家开展，取得了较好的疗效。20 世纪 90 年代，上海第二医科大学附属第九人民医院骨科（现上海交通大学医学院附属第九人民医院，以下简称上海九院）已初步形成了从产品设计到生产、验证、临床应用与随访的个性化骨盆重建假体定制和应用技术体系，并实现了将 3D 打印骨盆模型应用于个性化重建假体的辅助设计与术前手术规划、手术模拟。金属 3D 打印的出现，更是将 3D 打印技术从辅助设计个性化假体提升为直接制造定制性假体，上海九院也率先在医院建立 3D 打印中心，自主研发、创建 3D 打印模型、手术导板及制作专用假体的"三位一体"个性化医疗模式，并在全国推广应用。

　　为加快个性化治疗理念及骨盆复杂缺损重建技术的推广，郝永强教授团队结合上海九院在 3D 打印个性化骨盆复杂缺损重建的工作经验，编写了本书。相信本书的出版，可为骨盆复杂病损治疗领域的广大医务工作者、医疗器械研发人员及相关企业等提供重要参考。

中国工程院院士

2023 年 5 月 30 日

前　言

人体骨骼病损的修复是恢复人体功能、提升生命质量的关键。经过长期的不懈探索与努力，终于在 20 世纪 60 年代，由英国医生 Charnley 教授首次实现了带有关节运动功能的骨病损重建的梦想，并开启了骨病损治疗领域的新纪元。

然而，遗憾的是，我国在骨病损治疗领域的起步较晚。直至 20 世纪 70 年代末期，仍鲜有相关领域的骨科医疗制品被引入国内，骨病损治疗手段落后，疗效不理想，在很长一段时间落后于西方发达国家。面对该领域治疗需求大、技术瓶颈难以突破的艰难状况，戴尅戎教授与王成焘教授在该医工交叉领域通力合作、潜心深耕、创新探索，逐步为中国骨病损重建内植物的发展打开了局面。从 20 世纪 80 年代末至今，我国骨病损重建内植物技术蓬勃发展，不仅有力地推动了国内骨科临床技术的提升，更走出了国门，对全世界骨科内植物的技术发展产生了深远的影响。

在戴尅戎教授与王成焘教授近 30 年的医工合作中，团队不仅完善了国内骨病损内植物的治疗体系，还根据东方人区别于欧美人的特征差异，以及国内不同患者、不同病损之间的差别，有针对性地对骨病损重建假体进行修整和优化，利用计算机辅助设计 / 计算机辅助制造（computer aided design/computer aided manufacturing，CAD/CAM）技术，实现了我国骨病损假体重建领域的又一大技术性的飞跃，即由"标准化"走向"个性化"。该技术于 2004 年获国家科学技术进步奖二等奖，并为我国骨病损治疗领域近 20 年的发展奠定了基础。

据统计，我国目前骨假体相关企业近百家，早在 2015 年，其总产值就已达约 70 亿元，是我国医疗器械领域的中坚力量之一。然而与之相对的是，我国在该领域的技术占有率却相对较低。由于我国在该领域起步较晚，大量国内企业依靠欧美发达国家过期的专利进行产品生产、加工，因此技术水平较低、创新性不足、缺乏产品核心竞争力。在各大城市的大型三甲医院中，国外进口产品仍然占据骨病损重建假体的主要市场份额，国家每年因此消耗大量的资金与资源，严重阻碍了国内骨假体领域的发展。

个性化的假体设计与制造技术，为我国骨病损重建领域提供了"后发先至""弯道超车"的历史机遇。通过对不同患者、不同部位、不同疾病类型与病损范围，有针对性、有差异性地精准设计个性化 3D 打印病损修复假体，不仅能够更可靠地治疗病损，还能最大程度地适配患者的自身骨骼情况，减少损伤、保存骨量、促进术后恢复。面对我国人口基数庞大、人民生活水平不断提高、医疗需求层次不断上升的现状，这无疑具有极为广阔的发展前景。此外，由于早期西方发达国家在该领域的技术垄断，导致大量的产品主要根据欧美人的骨骼设计，与我国国民骨骼适配性差，反而突显出我国个性化骨病损重建假体的市场竞争力。由此可见，大力发展创新性、个性化的骨病损重建假体技术，既是时势机遇的偶然，也是国家医学发展的必然。

我国在骨病损重建领域经历了较为艰苦的起步和发展历程，但探索与创新从未停滞。放眼当下，我国在该领域已跨入"个性化"的全新层次，逐渐步入产业化；快速实现自主创新，并在国际领域逐渐成为引领者。在这一现状之下，本书作者结合长期以来对医工合作的深入理解与大量的临床实践经验，撰写了这本专著。希望本书的出版可以为我国骨病损个性化治疗领域的发展及创新型人才培养发挥积极的作用。

郝永强

2023 年 3 月 20 日

目 录

第一章
绪　论

一、骨盆重建中医用 3D 打印技术概述

　　感染、炎症、肿瘤、先天畸形及严重创伤等导致的骨盆病损是至今尚未解决的骨科"难题"[1-4]。骨盆结构复杂，毗邻重要的腹盆腔脏器及血管、神经，有维持肢体姿态及产生运动功能的肌肉、韧带附着。因此，骨盆病损在范围划分、手术规划、内植物制备、术中操作等方面尤为复杂[5-9]。对于范围较大、形态复杂的骨盆病损，传统标准化假体无法重建，或可勉强重建但效果不佳，因此，精准设计、结构适配的个性化内植物重建理念成为了突破瓶颈的关键[10-15]。

　　3D 打印是一种增材制造技术，20 世纪 80 年代诞生后，最早被应用于航空航天、精密仪器等领域。近年来，3D 打印作为一种高效、精准的新技术，已在医疗领域引起广泛关注[16-19]。目前，3D 打印技术主要被应用于制备病变模型、个性化手术导板、个性化骨内植物及术前模拟等，与之相配套的手术导航、力学评估等技术也逐渐兴起[10, 20-22]。

　　尽管 3D 打印技术有望为骨盆病损的治疗带来技术突破，但迄今为止，3D 打印个性化骨盆病损重建的临床应用仍较少。此外，如何利用生物活性材料及细胞为 3D 打印骨盆内植物"赋能"，使其实现从解剖、力学重建到生物重建的跨越也亟待解决。面向未来，如何深入理解及把握 3D 打印技术的独特优势，推进 3D 打印精准重建骨盆病损治疗理念的临床转化，将成为个性化骨科治疗领域的重点。

二、医用 3D 打印技术的背景

1. 基于聚合物的医用 3D 打印技术

　　聚合物 3D 打印技术出现得最早，骨科、口腔颌面外科将其用于打印病变骨骼模型，辅助制定术前手术规划。目前，在骨盆缺损重建领域应用较多的技术包括立体光刻（stereolithography，SLG 或 SLA）、数字光处理（digital light processing，DLP）、连续直接光处理（continuous direct light processing，CDLP）[23]。打印用的材料多是基于液态光敏聚合物，在特定光源的（常为紫外线）作用下，材料在微

观上出现交联，从而在宏观上形成固化，实现初步塑型，并在完成打印后通过长时间曝光的方式实现完全定型。

2. 基于粉末的医用 3D 打印技术

目前，在骨科临床中应用较多的基于粉末的 3D 打印技术包括：直接金属激光烧结（direct metal laser sintering，DMLS）、激光选区熔化（selective laser melting，SLM）、激光选区烧结（selective laser sintering，SLS）和电子束熔炼（electron beam melting，EBM）[24] 四种。四种技术均需利用局部高能量熔化基底材料以实现塑型，但能量来源及基底材料的选择各不相同，终产物也略有区别。相较于 SLM 和 EBM，DMLS 和 SLS 在微观上会形成更加粗糙的类多孔结构（因其没有将基础材料完全熔化）[24]。DMLS、SLM 和 SLS 均以激光为能量来源，并通过镜片反射加以引导控制；而 EBM 则需要利用电磁铁引导电子束，且运行环境要求为真空[24]。在材料选择上，SLS 应用最为广泛，可用于包括金属、陶瓷、高分子材料、石蜡等多种材料的生产加工；SLM 和 EBM 次之，可对金属和陶瓷材料进行处理；而 DMLS 的应用范围则仅限于金属。

3. 基于液滴的医用 3D 打印技术

基于液滴的 3D 打印技术是一类将液滴形态的基底材料精准发射并逐层粘结在机械控制平台上，最终实现成型的增材制造技术[25]。目前应用较多的类型包括激光诱导正向转移（laser induced forward transfer，LIFT）、多喷嘴建模成型（multi-jet modeling，MJM）、黏合剂喷射（binder jetting，BJ）和蜡沉积建模（wax deposition modeling，WDM）。LIFT 和 BJ 技术中黏合剂发挥了重要作用。其中，LIFT 以激光照射相应基底材料（如钛合金）形成气体等离子状态，并喷射黏合剂与材料融合实现定型。而 BJ 则通过将黏合剂选择性地精准喷射于材料基底上的方式完成逐层塑型。MJM 和 WDM 均可对包括石蜡在内的材料进行加工处理。其中，MJM 直接以喷墨印刷的方式沉积光固化树脂、石蜡等。而 WDM 则利用融化态石蜡凝固后自身固化的特性实现定型[25]。

三、3D 打印技术在假体设计前的应用

1. 术前规划

骨盆拥有复杂的骨骼结构及解剖毗邻。若骨盆发生病损，其解剖结构也发生变化。传统的术前规划主要以体格检查及骨盆 CT、MRI 等影像学数据分析为主。然而，即便在病灶结构清晰、数据采集完整的情况下，骨盆病损的术前规划仍存在较大难度。临床研究表明，在利用传统技术进行骨盆病损的病灶定位和手术时，准确性并不理想[26]。骨盆病损的术前规划亟须更加准确、直观、高效的技术支持。

精准、立体的 3D 打印个性化解剖模型是提升医疗团队术前规划效能的重要工具，近年来，在骨科、耳鼻喉科、口腔颌面外科、泌尿外科、心胸外科等领域已得到较广泛的应用[27]。通过对患者影像学数据进行医工讨论及精细三维重建，并利用 3D 打印技术将其实体化，为团队提供清晰、直观的术区解剖结构展示，从而极大地方便了病灶的划分、入路的选择、内植物的设计等，并可在手术实施过程中持续实时提供立体定位指导。在对体积巨大的肩胛骨软骨瘤、颈椎恶性肿瘤和股骨远端骨肉瘤等结构复杂、定位要求高的病例治疗中，运用 3D 打印个性化骨骼模型，成功实现了更加准确的病损切除，更加精准的内植物定位，更少的术中出血、手术时间及辐射暴露[28-30]。而 Fang 等在骨盆巨大肿瘤切除与

重建手术中使用虚拟数字化三维术前规划和 3D 打印个性化骨盆模型，成功指导手术定位安装。术后验证表明切缘准确性提高，术中出血及手术时间均减少[31]。Zhang 等应用 3D 打印个性化骨盆模型进行髋部翻修术前规划，与传统 X 线 +CT 方法对比，结果显示利用个性化骨盆模型制订手术规划更准确[15]。Gladnick 等借助 3D 打印骨盆模型精准判断不同患者差异性的骨缺损形态，并利用个性化的三翼翻修髋臼杯进行重建，术中臼杯护翼与残余骨骼实现良好贴合，翻修假体与缺损适配性高[32]。而 Zanasi 等应用 3D 打印个性化骨盆缺损模型指导翻修假体设计，并将骨盆模型和假体三维模型进行术前试配，从而实现更加精准的髋关节翻修重建[33]。

对于结构深、解剖结构复杂、术中难以清晰观察及操作复杂的手术（如骨盆骨折复位内固定术）可以利用 CT 影像和三维立体重建制作 3D 打印的骨盆模型，并按照骨盆形态和骨折部位进行术前钢板预折弯。最终手术显示 3D 打印模型可以很好地指导手术操作，预弯钢板与实际骨骼匹配良好，手术便捷、精准、高效[19]。此外，3D 打印的骨骼模型可以为初级医务人员，以及参与医工交互的工程师等对医学解剖知识储备不足的成员提供学习辅助功能，从而提升医工交互团队的效率[16]。

2. 手术模拟

3D 打印个性化骨盆模型还可用于术前手术模拟，如 Iqbal 等利用 3D 打印技术制备 II + III 区骨盆肿瘤患者的骨骼三维结构，并将肿瘤型假体实体与模型进行安装检验，从而对假体的适配程度、术中操作的可行性等进行研判[34]。Upex 等则在骨盆骨折中分别制备患侧和健侧的半骨盆 3D 打印模型，根据患者个性化的解剖形态于健侧骨盆上进行内固定钢板的预弯，并在患侧骨折半骨盆模型上进行试安装和微调，从而为后续的骨折复位固定手术操作提供便捷和保障[35]。而在翻修手术方面，Hao 等则利用精准表征患者髋臼周围骨盆复杂缺损的 3D 打印骨盆模型，对加工完成的翻修假体进行模拟手术安装，从而为整体翻修治疗流程提供修正和临床优化[36]。

3D 打印骨盆模型辅助术前规划的潜在风险是模型结构本身不够精准，从而使医疗团队被误导，甚至造成医疗事故。需要指出的是，对于绝大多数 3D 打印技术而言，打印技术本身并非会导致此类误差，目前，国际上通用的 3D 打印模型制备技术分辨率基本均在 0.10 mm 以下，比影像学数据的分辨率还高（如 0.625 mm 的 CT 扫描分辨率）。然而，打印完成后模型固化、去除支撑及其他后加工过程可能产生形变和人工误差，从而对其指导效果形成干扰。此外，根据影像学数据行三维立体重建的过程本身即存在医工交互不充分、解剖标志辨认不清、病灶区误判、金属伪影干扰等影响因素，从而使用于制备 3D 打印骨盆模型的前置 STL 数据文件本身即存在偏差，其最终的临床效果也受到影响。

四、3D 打印技术在假体设计中的应用

1. 假体结构

传统的骨病损修复手段包括自体或同种异体骨移植、人工骨填充、标准化假体替换等。对于形态结构复杂、范围广泛的骨盆病损而言，由于可靠技术的缺乏，无法进行病损重建，只能利用人工骨关节假体替换等方式治疗[37]。市场上现有的标准假体很难做到充分适配，而利用骨移植重建的难度又很大，长期疗效亦不理想。特别是对于假体失效待翻修的患者而言，如果其骨骼发生改变，影响了假体的一部分组件，可以利用 3D 打印技术设计并制作与体内尚完好假体的部分接口、插槽匹配的个性化翻修组

件，并于术中替换已经明显松动或损坏的假体部件[22, 38]。而若依靠传统手段，则可能需要将患者体内松动、损坏的假体部件与尚完好的部件一同取出，以便利用成套的标准假体进行翻修，这无疑为患者增加了额外的创伤和医疗成本。综上可见，3D 打印个性化假体的医疗优势十分明显。

骨盆及脊柱区域骨骼解剖结构复杂、病损形态差异性大，是利用 3D 打印技术制备个性化内植物的重点区域[38-41]。安全性及生物相容性是 3D 打印个性化骨盆内植物的首要因素，迄今为止，包括 S31603 不锈钢、Ti-6Al-4V、钴-铬合金等材料已被证实具有可靠的性能，并被广泛运用于 SLM 或 EBM 技术制备的 3D 打印个性化骨盆内植物中。金属材质的 3D 打印个性化骨盆假体为骨盆环的力学重建提供了坚固的支撑。当患者因骨盆肿瘤的侵犯，骶髂关节至髋臼部分的骨盆被全部切除后，可以利用 3D 打印技术制备与原骨盆形态适配的个性化半骨盆假体，重建骨盆环的连续性[42, 43]。对于相关标准化假体产品种类较少的骨盆病损，如骶骨肿瘤，必须依靠 3D 打印个性化内植物实现缺损重建，完整切除骶骨病灶后，植入定制型骶骨假体以重建骨盆环[44]。

在翻修方面，对传统的杯牢结构假体附加个性化的护翼，可以使其更加精准地匹配患者骨骼，特别是对于因假体失效而需翻修手术的严重骨缺损患者[11]。对传统组配式标准化翻修填充块的外表面结构进行优化设计，制备 3D 打印个性化组配式髋臼周围骨缺损翻修填充块，可以与翻修臼杯组配并实现个性化髋关节翻修[45]。通过对传统标准化臼杯结构进行改良设计，形成在髂骨、坐骨、耻骨三个方向上具有个性化护翼结构的三翼翻修臼杯假体，可以更加充分地与患者的健康骨骼相互接触，从而在臼杯周围残余骨骼质量差、无法提供可靠固定的情况下，利用 3 枚不同方向的护翼实现力学强度的补充和提升[46]。而形态更加灵活，具有高度个性化的护翼、填充区块的 3D 打印一体化翻修假体，可以更大程度地利用患者的残余骨骼，从而实现更加充分、便捷的假体固定和髋关节功能重建，特别是对于病情较重，缺损范围较大、形态复杂的髋关节翻修患者[36]。

病灶周围残余骨质量评估可以为 3D 打印个性化骨盆内植物的结构优化提供进一步的参考。Zampelis 等通过对患者残余骨骼质量的立体测量评估，更进一步细化了个性化假体的安装位置和方向，从而最大程度确保个性化杯牢翻修假体获得坚固、可靠且持续的力学固定[11]。Citak 等则在骨盆环中断的复杂翻修病例中利用骨质量评价手段寻找可供坚强固定的高质量骨骼区块，并指导 3D 打印个性化翻修假体的结构设计和术中安装，从而重建骨盆环的连续性[47]。

3D 打印技术还可以为骨盆内植物制备形态结构具有高度特异性的特殊辅助结构，如闭孔钩。根据患者髋臼下方、闭孔上缘骨骼的形态精准设计闭孔钩的角度与结构，可为臼杯主体提供强有力的抗外上位移能力。Kieser 等在 3D 打印个性化三翼翻修假体的基础上加设闭孔钩结构，从而使翻修假体获得更进一步的抗松动能力[48]。而 Hao 等则在髋臼周围复杂骨缺损中利用带闭孔钩的 3D 打印个性化、一体化翻修假体，实现了更加高效、可靠的髋关节功能重建[36]。

值得一提的是，3D 打印个性化骨盆内植物还可以通过特殊的连接孔、连接槽，与市场现有的标准化内植物（如内固定钢板）连接，从而组装成个性化、标准化的结合型骨盆内植物。其在具有大块缺损、形态复杂的部分利用 3D 打印假体重建，而在解剖规律性较强、骨骼形态相对简单的部分利用标准内固定钢板进行术中折弯和连接固定，从而降低医疗成本、缩短术前准备时间，亦在一定程度上增强了术中操作的灵活性[49]。亦可将 3D 打印个性化假体与标准化钉棒系统结合，从而从脊柱方向为骨盆内植物提供额外的稳定性[50]。

骨盆个性化内植物相关的临床研究表明，无菌性松动、假体感染、伤口不愈合、关节脱位、神经麻痪，以及假体断裂或移位、假体周围骨折等是骨盆病损个性化重建的主要并发症。而内植物的结构设计是影响临床转归的重要因素之一[17, 51]。过厚、过大的 3D 打印个性化骨盆内植物结构会导致假体自重过大，增大周围骨骼力学负荷，同时，使假体上方软组织及皮肤形成较大张力。过薄、过小的结构设计又增大了假体断裂的风险，也不能有效地传递躯干应力。复杂的假体结构使术中操作更加困难，延长手术时间，增加了术中出血和神经、血管、重要脏器损伤的风险，更增大了感染概率[52]。这些均提示 3D 打印个性化骨盆内植物在形态结构上还有较大的优化空间。骨盆病损具有复杂的力学环境，对于骨盆病损而言，即使同在骨盆区域内，位置、范围、病理类型不同的病损所需的诊疗手段也不同[18, 53, 54]。截至目前，有关 3D 打印个性化、一体化骨盆内植物重建的临床报道仍十分有限，亟须大样本的队列研究、多中心研究进一步验证。3D 打印个性化、一体化骨盆内植物植入需要较长的设计、加工时间，较低的术中可调节性及较难的定位安装操作，对术者的手术水平及其团队的医工交互能力提出了更高的要求[55, 56]。

2. 多孔结构

3D 打印技术可以制备一体化的形态复杂、含多孔网状结构的个性化骨盆内植物。网状结构区域的基本功能是减轻重量。鉴于其本身结构强度优良，同时内部又存在大量空洞，部分研究将其置于内植物应力负荷较小、不与骨骼及螺钉接触的区域，从而实现假体的整体减重[42]。3D 打印技术可以利用个性化的材料以提供合适的弹性模量，从而制备具有高度骨骼相容性的多孔网状支架结构。根据不同的临床需求，网状支架可以具有差异性的孔径和孔隙率，最大程度地避免金属内植物应力遮挡，确保内植物长期留存[57]。3D 打印多孔网状结构还具有生物学功能，借助对钛合金多孔网状结构孔隙率及孔径的精确调控，可以有效促进干细胞、成骨细胞等迁移、长入，实现假体-骨整合，从而确保假体的长期稳定[58]。

Wang 等通过含大面积多孔结构的半骨盆假体，实现了骨盆Ⅰ+Ⅱ区肿瘤型假体的完整翻修，其多孔区域不仅包含假体-骨接触区，还包含了假体与周围肌肉、筋膜等软组织接触的区域，这种设计在一定程度上提高了假体与周围组织的结合能力，可能会有利于翻修假体的长期留存[18]。而 Dall'Ava 等收集假体失效后通过翻修手术取出的带组织的多孔髋臼杯样本，经大体观察和切片染色镜检评估骨组织长入情况。研究表明，3D 打印组与常规方法制备组均具有一定程度的骨组织长入。在外观上，两者外表面骨组织覆盖情况无明显差异。对内部结构行切片染色镜检则显示，3D 打印组骨组织长入情况明显优于传统方法制备的多孔髋臼杯组，提示多孔结构确实具有促进骨组织长入及内植物长期留存的作用。因此，3D 打印是当前制备多孔结构的理想的技术方案[13]。

3D 打印个性化制备技术还能为骨盆内植物"生物赋能"，借助精准调控孔隙率与孔径的多孔结构，可以制备能够负载干细胞的钛合金细胞生长基底支架。支架的外表面与骨骼缺损区域形态相匹配，内表面为球面，从而与臼杯相接触。先将生长基底支架置入缺损内部，再于其上方安装 3D 打印个性化三翼翻修假体，可以在实现与骨缺损精准适配和重建的同时，赋予假体较强的促骨生长潜能，有利于内植物的长期留存和髋关节功能的提升[59]。然而，迄今为止，有关 3D 打印个性化骨盆内植物生物赋能的报道仍较少。

五、假体力学评估

3D 打印个性化骨盆内植物具有高度特异的结构特征，其材料、形态、多孔区域等特征灵活多变，可借由合金、有机复合材料等形成与骨骼力学性能更加相似的内植物（如添加碳纤维的聚醚醚酮，

CF30-PEEK）[16, 60]。相较于已经过力学验证的传统标准化内植物而言，个性化骨盆内植物的力学性能变异性更大，力学角色可能更加关键（如骨盆环中断），所负载的应力环境也更加复杂，具有较高的力学分析价值[53, 54]。

有限元分析是目前国际上常用的力学性能仿真模拟分析方法，被广泛应用于机械、电子和材料领域，近年也逐渐被应用于医学领域[61]。现有假体主要为逆向工程型和工程结构简化型。前者依据健侧骨骼结构完全还原，导致假体自重较大、结构复杂、难以操作和安装，且由于金属材质与骨骼力学性能存在一定差异，刻板地完全还原骨骼结构反而会形成有害的应力集中和应力遮挡。后者由于使用梁、管、块等结构进行了过度的简化，又给假体的长期稳定性及患者术后关节功能的恢复埋下了隐患[62]。包括鞍型假体在内的部分市场可购买的标准化骨盆假体，经过综合评估和临床使用后被认为具有较高的机械性失败率，最终效果还有待提高[63]。此外，对于骨盆环中断的骨盆病损，鞍型、冰淇淋型骨盆假体很难实现简易且理想的骨盆环连续性重建，而现有的模块化半骨盆假体又由于选件、术中装配、安装的复杂性影响临床使用，同时，其术后并发症也不容忽视[43, 64, 65]。因此，对骨盆内植物行结构优化，是获得结构适配、临床可行的内植物的重要环节。生物力学有限元分析从力学可靠性的角度出发，为这一过程提供了关键性的优化思路和力学理论支持。

骨盆内植物的有限元分析要基于对骨盆骨骼的应力仿真模拟。计算机仿真 + 实体力学测试的双重验证方式为力学性能评估的可靠性提供了较好的保证，而个性化制造技术在这一过程中至关重要。根据患者的骨骼结构，可以制备个性化的骨盆骨骼模型，甚至精准区分软骨区域，并借助应力传感器与光学形变测试装置实现骨盆骨骼的精确模拟，从而为后续骨盆个性化内植物力学评估奠定基础[66, 67]。运动学研究则为在站立、行走、奔跑等行为状态下评估骨盆及髋关节的内在力学环境提供了有效的理论支持[67]。由于骨盆骨骼及其附属结构十分复杂，早期骨盆内植物研究主要基于简化的骨盆力学模型，大多忽略韧带和微动关节，部分研究甚至将骶骨完整去除以简化仿真模拟[68]。Hua 等利用带有韧带等附属结构的尸体骨盆模型，通过表面喷涂实现与光学传感检测设备的耦合，并利用半骨盆假体进行安装和力学性能评估，最终验证其可以良好地实现双腿站立状态下的力学重建[61]。其骨盆模型不仅包含第四、第五腰椎和股骨近端，还包含部分骨盆附属韧带。这种带韧带的力学模型相较于常规的纯骨骼模型而言，已经具有更高程度的仿真效果和可信性，但其保留的韧带局限于骶髂关节、耻骨联合和髋关节囊内，未包含其他参与骨盆环生物力学行为的软组织结构，这可能与尸体样本的采集难易性和复杂仿真模拟的局限性有关[61]。鉴于有限元模拟计算的高负荷，可将骨盆骨骼简化为单一属性的均质材料，也可通过定义统一厚度的皮质骨的方式赋予皮质骨、松质骨不同的力学特性，从而增强模拟的真实性。此外，借助 CT 数据中 HU（hounsfield unit）值与骨骼密度、弹性模量的对应关系，可以更进一步细化力学性能参数的分配，从而可将骨质分割为 10 种不同力学性能的实体，高度还原骨盆骨骼的非均质特性，得到更加贴合临床实际的骨盆骨骼有限元模型[69]。Li 等则利用人工制备的骨盆模型进行模块化骨盆内植物的安装，利用有限元方法进行力学仿真模拟，并借助表面喷涂和光学测定捕捉力学负载后各个微小面积元的位移方向和距离，从而综合检测模块化假体的生物力学性能[10]。

在指导假体结构优化方面，有限元生物力学仿真模拟可为包括骨盆在内的各种内植物寻求力学强度、轻便性、操作简易性之间的理想平衡点提供重要的理论支点[34, 70-73]。此外，也可摆脱标准骨盆假体导致的截骨范围限制，使得针对各类复杂的、特异性截骨方式的骨盆内植物都可以获得生物力学理论支持[74]。Iqbal 等通过对骨盆 I、II、III 区的肿瘤病损设计 3D 打印个性化重建假体，并利用有限元力学模拟指导拓扑优化，评估假体总重量最低、应力集中区域最小的拓扑结构。优化的金属内植物被成功地植入患者体内，并得到了较未经优化的传统结构内植物更好的效果[69]。

值得一提的是，虽然 3D 打印个性化骨盆病损重建的力学评估核心为个性化假体，但如果将评估范围扩展至周围骨骼甚至整个骨盆环，往往能获得更加综合、可靠，更具临床意义的力学分析结果。研究表明，在利用个性化内植物重建骨盆大范围病损后，其健侧骨骼在相同负荷下应力集中增强。因此，除增强内植物自身力学强度和固定稳定性外，如何降低内植物对周围健康骨骼的应力干扰，也是经由力学评估进行假体设计优化的重要思路[75, 76]。假体−骨界面的剪切力可能导致螺钉周围骨质疏松和骨溶解，继而引发无菌性松动和假体移位[69]。此外，对植入内植物前、后的骨骼主应力分布分析可以发现，部分内植物周围骨骼因内植物强度过高而引发应力遮挡，从而亦存在潜在的骨溶解风险。这提示可通过改善结构，或适当利用多孔网状结构的方式减轻影响[68, 69, 75-77]。

六、3D 打印技术在假体设计后的应用

1. 个性化手术辅助器械

3D 打印个性化手术工具的主要功能，就是以个性化适配为使用导向，在实际手术中快速、简便地重现术前规划[14, 78-80]。20 世纪 90 年代，Radermacher 等提出了"个性化手术辅助器械"概念，他们利用影像学数字化三维重建技术，使用计算机控制的铣削设备实现 3D 打印，制备出贴合脊柱骨骼外表面形态的个性化手术辅助模板，用于术中贴合术区骨骼，并指导内固定螺钉钻孔及安装。此外，在脊柱、髋关节内也有应用和效果检验[81]。Wong 等利用 3D 打印技术制备股骨、下肢模型和截骨导板，先在尸体上成功验证，后为患者成功实施了个性化截骨导板辅助的股骨骨肉瘤切除及假体重建手术，术后经验证与术前规划的截骨线误差 <1 mm[82]。Bellanova 等则利用 SLS 3D 打印技术制备胫骨骨肉瘤个性化截骨导板，成功指导术中病灶切除，并利用异体骨行胫骨重建[83]。近年来，3D 打印个性化手术辅助器械的理念随医工交互的进步而不断发展，在髋关节假体置换、骨盆肿瘤切除及重建、髋关节假体翻修、膝关节假体置换、颈椎或胸椎椎弓根螺钉固定，以及骨折后复杂畸形矫正等领域均有大量应用，有效提升了手术效率及治疗效果[84-89]。利用形态结构相对简易的 3D 打印个性化截骨导板，即可将骨盆截骨位置精准度提升约 9.6 mm，角度精准度提升约 7.06°[90]。Liu 等在骨盆 Ⅱ、Ⅲ 区肿瘤切除重建术中使用 3D 打印个性化辅助器械指导截骨和假体安装，术后位置评定表明肿瘤切除准确、完整[91]。Lin 等则将骨盆 Ⅰ、Ⅱ 区患者依传统重建（钢板、标准臼杯）和 3D 打印个性化重建（3D 打印假体、个性化手术导板）进行分组治疗，术后切缘检测显示个性化治疗组切缘阴性率显著高于对照组，手术时长和术中出血减少，术后骨与软组织肿瘤协会（Musculoskeletal Tumor Society，MSTS）评分亦更高[14]。对于解剖位置较深，甚至术中无法直接暴露术区操作的手术，如髂嵴深部的固定螺钉钻孔、置入，可以根据骨盆骨折患者现有的骨骼形态，制备 3D 打印个性化髂嵴钻孔导板，从而使钉道位置和角度更精确，实现更加充分且可靠的骨折固定[92]。

总之，3D 打印个性化手术辅助器械具有其独特的优势，但亦有缺陷。在设计其结构时通常仅使用骨骼结构，但实际手术时骨表面常有厚薄不均的软组织附着，强行剥离它们将损害骨的生理代谢，且增加手术操作。因此，在实际使用此类器械时存在一定困难。其次，目前国际上较为通用的 3D 打印手术

辅助器械多以面－面贴附的方式进行骨骼定位，因而，对骨面暴露的范围提出了要求，特别是在骨肿瘤切除时。由于肿瘤自身占据一定体积，使得术中必须向术野外围额外剥离部分软组织，暴露骨骼结构，以定位贴附辅助器械，如截骨导板或假体定位的组配定位模块支架等，这使得术中出血及损伤重要解剖结构（如神经）的风险增加，手术时间和难度亦相应增加。需要指出的是，部分研究认为，包括截骨导板在内的手术辅助器械，其定位精准度比手术导航设备低，也不具有实时交互性。然而，从某种意义上讲，这种看法并不客观，亦不准确。尽管在安装坐标系定位部件后，导航设备就可以对假体、骨骼完全实时地立体定位，但由于信号传输和数据处理本身的限制，其空间定位能力会有一定误差。此外，作为整个定位体系位置基础的坐标系定位部件，其需要安装在解剖标志点上，这种人工安装的过程本身即存在误差。客观上，坐标系定位部件安装的误差与 3D 打印导板安装的误差并无差别，甚至可能更高。在坐标系定位部件安装形成误差后，后续的导航处理会因此存在误差。因此，尽管 3D 打印手术辅助器械与手术导航技术均在近年来得到蓬勃发展和技术革新，但目前并不能说手术辅助器械在定位精准度上劣于手术导航。

　　3D 打印个性化手术辅助器械的时效性也至关重要。由于其具有高度的患者特异性和解剖结构匹配性，因而对于病灶部位解剖形态变化较快的患者，特别是对肿瘤快速进展的患者而言，导板设计与手术间隔越长，潜在的形态不适配风险就越大。对于部分特殊病例而言，甚至可能因为术前准备期间肿瘤生长得过大，遮挡了预估的辅助器械放置空间，导致术中完全无法放置器械。如果术前准备期间发生病理性骨折，导致器械失去可与之匹配的骨骼表面结构，手术也难以顺利进行。由此可见，强化个性化手术辅助器械设计，优化生产加工过程中医工交互的频率及效率，同时完善后续器械生产加工环节，是提升3D 打印个性化手术辅助器械医疗效能的关键。

　　2. 手术导航

　　骨盆区域结构复杂，如果病损累及髋臼，则还需通过精准的内植物安装重建髋关节承重、运动功能。鉴于 3D 打印个性化骨盆内植物无标准化的通用导板、安装器具用于统一定位，因而手术导航系统的功能变得至关重要。对于骨骼形态重建，CT 具有影像数据清晰、准确的独特优势。而对于软组织而言，MRI 则更为适用。此外，对于复发性肿瘤病损而言，PET－CT 可为手术、放疗瘢痕与肿瘤病灶之间的区分提供参考。包括红外摄像机在内的多种信息交互设备，都可以用于导航系统对手术相关结构的实时空间定位。在完善术前三维立体建模，并于术中将数字化骨骼结构与术区实际骨骼结构配准后，空间立体导航将持续进行，直至术者将骨盆内植物安放至理想位置并完成安装。除假体和骨骼外，在必要情况下，也可为手术中需要使用的特殊器械加装定位信标，从而实现对该器械的三维实时导航。需要指出的是，除设备本身硬件功能限制外，术者对于患者解剖结构的暴露及精准定位通常是决定手术导航系统效果优劣的关键。数字化三维解剖结构与现实中骨骼的匹配，需要大量的"锚定点"作为配准基础。因而，手术导航虽然在一定程度上降低了内植物安装操作的难度，但确保其最终定位的准确性仍然对术者的手术经验提出了较高的要求。

　　实时、准确的手术导航需要医工合作，并精准分析数字化 CT、MRI 影像，继而为 3D 打印个性化骨盆病损重建手术提供可靠辅助。早期手术导航系统的临床应用效果并不理想。Cartiaux 等利用导航设备实施骨盆肿瘤病损重建手术，结果表明手术位置误差为 10 ± 5 mm，内植物与骨骼的匹配效果也很不理想。经过设备与技术优化，最终手术导航位置误差缩减至 2.8 mm 左右[93]。Jeys 等则利用手术导航设备精准标记肿瘤病灶范围，并将骨盆肿瘤瘤内切除率由 29% 降低至 8.7%[94]。Young 等团队利用手术导航设备进行包括骶骨在内的骨盆肿瘤病损重建手术，通过术后肿瘤切缘情况判断导航准确性，术后效果良好[95]。Lall 及其团队对手术导航指导下同种异体骨植骨手术模型进行分析，认为通过手术导航实现更精准的移植骨安放及固定后，移植骨与宿主骨匹配程度更高，潜在地提升了骨愈合的效果，降低了骨不连的发生率[66]。上海九院将计算机辅助手术导航技术和 3D 打印个性化、一体化假体结合，为骨盆肿瘤患者成功实施了肿瘤切除及半骨盆重建手术。经验证，该导航系统将假体植入精度从 3.13 ± 1.28 mm 提升至 0.75 ± 0.18 mm，整体精度提高 3 ～ 5 倍[96]。

七、展　望

针对病情复杂、形态多变的骨盆病损，3D 打印个性化骨盆重建是切实有效的解决方案，并有望在很大程度上提升手术规划及假体制备效率、简化手术操作、提高临床疗效。目前，3D 打印个性化骨盆重建尚存在一定的局限性，最主要的是实际应用中仅关注个性化模型辅助手术规划、个性化假体设计、生物力学评估、手术导航及术后综合评价等的其中一个或几个方面，尚未形成系统性的 3D 打印个性化骨盆病损诊疗体系，导致各技术环节衔接较差，医工交互水平受限，实际应用于临床的诊疗效率较低。

3D 打印个性化骨盆重建领域未来必将聚焦于当下的瓶颈问题。对个性化骨盆病损治疗而言，假体的结构设计是全流程中耗时、效率有待提高的限速环节，且假体设计人员培养周期亦较长。在未来，通过建立更大体量的 3D 打印个性化假体数据库，结合高效的医工交互，有望结合 AI 技术实现人工智能假体结构的部分设计甚至全结构设计，从而在更大程度上提升效率，满足大量患者的诊疗需求，更好地实现 3D 打印个性化骨盆重建的应用和推广。

其次，3D 打印个性化骨盆重建目前仍停留在"解剖重建"阶段，即根据患者骨骼结构，制备形态基本一致的内植物以进行安装。"解剖重建"的设计理念不能很好地处理金属内植物与骨骼在泊松比、杨氏模量等诸多生物力学参数上的差异性，亦会在部分情况下无谓地增大内植物自重，且形态复杂的内植物还会增加安装难度。"力学重建"作为一种相对先进的治疗理念在近年得到了认可，其结合对骨盆环生物力学的整体认识和力学模拟验证，以最大程度还原力学性能、提升运动功能而非单纯还原外观结构为原则，制备结构简洁、强度可靠、易于安装的"力学重建"骨盆内植物，并获得了相对满意的疗效。未来，在"力学重建"理念的基础上，还将逐渐形成"生物重建"的理念，即通过载药或覆生物活性成分涂层的方式，赋予 3D 打印个性化骨盆重建内植物促骨生长、抗肿瘤、抗感染、实现肌腱连接等生物学功能，甚至结合生物打印技术使内植物拥有细胞活性，真正意义上实现内植物的生物化、与患者机体的融合化，使临床效能得到进一步的提升。

再者，为系统性评估 3D 打印个性化骨盆重建的客观疗效，归纳、总结临床规律并应用于假体结构、材料的优化及临床技术推广中，开展更大样本、更广泛的多中心研究亦是当务之急。目前，国际上的确已有一些相关的研究报道，但考虑到 3D 打印个性化骨盆重建的特殊性，其患者群体可能本就与使用常规标准化内植物的患者的年龄、病情严重程度、骨骼质量等有区别，使直接对比两者的临床数据在一定程度上具有潜在的误导性和不准确性[12, 97-99]。因而，在未来，更加广泛、客观的大样本临床研究及技术总结，将成为 3D 打印个性化骨盆重建内植物推广和普及的一个重要基础。

最后，3D 打印个性化骨盆重建诊疗技术在各个环节上彼此割裂，个性化骨盆假体术前规划与实际手术配合性差，以及手术导航和术中定位操作与临床医生手术习惯差异较大、术后三维立体假体位置评价研究较少等，均成为当下研发效率低、疗效提升受制约的症结[100-102]。随着 3D 打印技术进一步的发展和推广，涵盖术前诊断、手术规划、假体设计、力学模拟、术中定位、手术导航、术后效果综合评价等的 3D 打印个性化骨盆重建诊疗体系将更加重要。结合更高程度的医工交互和综合评估，该体系将有望更快速地创新、突破，使临床治疗更加高效、可靠、便捷，为骨盆病损患者带来福音。

参考文献

[1] Yang T, Ma L, Hou H, et al. FAPI PET/CT in the Diagnosis of abdominal and pelvic tumors [J]. Frontiers in Oncology, 2021, 11: 797960.

[2] Sherman N C, Williams K N, Hennemeyer C T, et al. Effects of nonselective internal iliac artery angioembolization on pelvic venous flow in the swine model [J]. The Journal of Trauma and Acute Care Surgery, 2021, 91(2): 318–324.

[3] Yu Y, Song K, Wu B, et al. Coronal compensation mechanism of pelvic obliquity in patients with developmental dysplasia of the hip [J]. Global Spine Journal, 2021: 21925682211010760.

[4] Sculco P K, Wright T, Malahias M A, et al. The diagnosis and treatment of acetabular bone loss in revision hip arthroplasty: an international consensus symposium [J]. HSS Journal : the Musculoskeletal Journal of Hospital for Special Surgery, 2022, 18(1): 8–41.

[5] Kurze C, Keel M J B, Kollár A, et al. The pararectus approach-a versatile option in pelvic musculoskeletal tumor surgery [J]. Journal of Orthopaedic Surgery and Research, 2019, 14(1): 232.

[6] Zeng Y, Luo J, Nie J, et al. Pelvic plexiform schwannoma on 18F-FDG PET/MRI [J]. Clinical Nuclear Medicine, 2022, 47(1): 63–65.

[7] Fox O, Kanawati A. 3D printed composite model of pelvic osteochondroma and nerve roots [J]. 3D Printing in Medicine, 2021, 7(1): 31.

[8] Villegas G, Tar M T, Davies K P. Erectile dysfunction resulting from pelvic surgery is associated with changes in cavernosal gene expression indicative of cavernous nerve injury [J]. Andrologia, 2022, 54(1): e14247.

[9] Zhang S, Sheng H, Xu B, et al. Acute external iliac artery thrombosis following pelvic fractures: two case reports [J]. Medicine, 2021, 100(6): e24710.

[10] Li X, Ji T, Huang S, et al. Biomechanics study of a 3D printed sacroiliac joint fixed modular hemipelvic endoprosthesis [J]. Clinical Biomechanics (Bristol, Avon), 2020, 74: 87–95.

[11] Zampelis V, Flivik G. Custom-made 3D-printed cup-cage implants for complex acetabular revisions: evaluation of pre-planned versus achieved positioning and 1-year migration data in 10 patients [J]. Acta Orthopaedica, 2021, 92(1): 23–28.

[12] Wyatt M C, Kieser D C, Frampton C M A, et al. How do 3D-printed primary uncemented acetabular components compare with established uncemented acetabular cups? The experience of the New Zealand National Joint Registry [J]. Hip International : the Journal of Clinical and Experimental Research on Hip Pathology and Therapy, 2022, 32(1): 73–79.

[13] Dall'ava L, Hothi H, Henckel J, et al. Osseointegration of retrieved 3D-printed, off-the-shelf acetabular implants [J]. Bone & Joint Research, 2021, 10(7): 388–400.

[14] Xu L, Qin H, Tan J, et al. Clinical study of 3D printed personalized prosthesis in the treatment of bone defect after pelvic tumor resection [J]. Journal of Orthopaedic Translation, 2021, 29: 163–169.

[15] Zhang J W, Liu X L, Zeng Y M, et al. Comparison of 3D printing rapid prototyping technology with traditional radiographs in evaluating acetabular defects in revision hip arthroplasty: a prospective and consecutive study [J]. Orthopaedic Surgery, 2021, 13(6): 1773–1780.

[16] Guo Y, Guo W. Study and numerical analysis of Von Mises stress of a new tumor-type distal femoral prosthesis comprising a peek composite reinforced with carbon fibers: finite element analysis [J]. Computer Methods in Biomechanics and Biomedical Engineering, 2022, 25(15): 1633–1677.

[17] Angelini A, Kotrych D, Trovarelli G, et al. Analysis of principles inspiring design of three-dimensional-printed custom-made prostheses in two referral centres [J]. International Orthopaedics, 2020, 44(5): 829–837.

[18] Wang J, Min L, Lu M, et al. Three-dimensional-printed custom-made hemipelvic endoprosthesis for the revision of the aseptic loosening and fracture of modular hemipelvic endoprosthesis: a pilot study [J]. BMC Surgery, 2021, 21(1): 262.

[19] Huang H, Xing W, Zeng C, et al. Pararectus approach combined with three-dimensional printing for anterior plate fixation of sacral fractures [J]. Injury, 2021, 52(10): 2719–2724.

[20] Vles G F, Brodermann M H, Roussot M A, et al. Carbon-fiber-reinforced peek intramedullary nails defining the niche [J]. Case Reports in Orthopedics, 2019, 2019: 1538158.

[21] Sacchetti F, Andreani L, Palazzuolo M, et al. Carbon/PEEK nails: a case-control study of 22 cases [J]. European Journal of Orthopaedic Surgery & Traumatology : Orthopedie Traumatologie, 2020, 30(4): 643–651.

[22] Wang X, Xu H, Zhang J. Using personalized 3D printed titanium sleeve-prosthetic composite for reconstruction of severe segmental bone loss of proximal femur in revision total hip arthroplasty: A case report [J]. Medicine, 2020, 99(3): e18784.

[23] Mankovich N J, Cheeseman A M, Stoker N G. The display of three-dimensional anatomy with stereolithographic models [J]. Journal of Digital Imaging, 1990, 3(3): 200–203.

[24] Wong K V, Hernandez A. A review of additive manufacturing [J]. International Scholarly Research Notices, 2012: 208760.

[25] Murr L E, Johnson W L. 3D metal droplet printing development and advanced materials additive manufacturing [J]. Journal of Materials Research and Technology, 2017, 6(1): 77–89.

[26] Cartiaux O, Docquier P L, Paul L, et al. Surgical inaccuracy of tumor resection and reconstruction within the pelvis: an experimental study [J]. Acta Orthopaedica, 2008, 79(5): 695–702.

[27] Matsumoto J S, Morris J M, Rose P S. 3-dimensional printed anatomic models as planning aids in complex oncology surgery [J]. JAMA Oncology, 2016, 2(9): 1121–1122.

[28] Tam M D, Laycock S D, Bell D, et al. 3D printout of a DICOM file to aid surgical planning in a 6 year old patient with a large scapular osteochondroma complicating congenital diaphyseal aclasia [J]. Journal of Radiology Case Reports, 2012, 6(1): 31–37.

[29] Ma L, Zhou Y, Zhu Y, et al. 3D-printed guiding templates for improved osteosarcoma resection [J]. Scientific Reports, 2016, 6: 23335.

[30] Xiao J R, Huang W D, Yang X H, et al. En bloc resection of primary malignant bone tumor in the cervical spine based on 3-dimensional printing technology [J]. Orthopaedic Surgery, 2016, 8(2): 171–178.

[31] Fang X, Yu Z, Xiong Y, et al. Improved virtual surgical planning with 3D- multimodality image for malignant giant pelvic tumors [J]. Cancer Management and Research, 2018, 10: 6769–6777.

[32] Gladnick B P, Fehring K A, Odum S M, et al. Midterm survivorship after revision total hip arthroplasty with a custom triflange acetabular component [J]. The Journal of Arthroplasty, 2018, 33(2): 500–504.

[33] Zanasi S, Zmerly H. Customised three-dimensional printed revision acetabular implant for large defect after failed triflange revision cup [J]. BMJ Case Reports, 2020, 13(5): e233965.

[34] Mestar A, Zahaf S, Zina N, et al. Development and validation of a numerical model for the mechanical behavior of knee prosthesis analyzed by the finite elements method [J]. Journal of Biomimetics Biomaterials and Biomedical Engineering, 2018, 37: 12–42.

[35] Upex P, Jouffroy P, Riouallon G. Application of 3D printing for treating fractures of both columns of the acetabulum: benefit of pre-contouring plates on the mirrored healthy pelvis [J]. Orthopaedics & Traumatology, Surgery & Research, 2017, 103(3): 331–334.

[36] Hao Y, Luo D, Wu J, et al. A novel revision system for complex pelvic defects utilizing 3D-printed custom prosthesis [J]. Journal of Orthopaedic Translation, 2021, 31: 102–109.

[37] Kunisada T, Fujiwara T, Hasei J, et al. Temporary external fixation can stabilize hip transposition arthroplasty after resection of malignant periacetabular bone tumors [J]. Clinical Orthopaedics and Related Research, 2019, 477(8): 1892–1901.

[38] Zoccali C, Baldi J, Attala D, et al. 3D-printed titanium custom-made prostheses in reconstruction after pelvic tumor resection: indications and results in a series of 14 patients at 42 months of average follow-up [J]. Journal of Clinical Medicine, 2021, 10(16): 3539.

[39] Scharff-Baauw M, Van Hooff M L, Van Hellemondt G G, et al. Good results at 2-year follow-up of a custom-made triflange acetabular component for large acetabular defects and pelvic discontinuity: a prospective case series of 50 hips [J]. Acta Orthopaedica, 2021, 92(3): 297–303.

[40] Baines A J, Babazadeh-Naseri A, Dunbar N J, et al. Bilateral asymmetry of bone density adjacent to pelvic sarcomas: a retrospective study using computed tomography [J]. Journal of Orthopaedic Research, 2021, 40(3): 644–653.

[41] Zhu D, Fu J, Wang L, et al. Reconstruction with customized, 3D-printed prosthesis after resection of periacetabular Ewing's sarcoma in children using "triradiate cartilage-based" surgical strategy: a technical note [J]. Journal of Orthopaedic Translation, 2021, 28: 108–117.

[42] Fan H, Fu J, Li X, et al. Implantation of customized 3D-printed titanium prosthesis in limb salvage surgery: a case series and review of the literature [J]. World Journal of Surgical Oncology, 2015, 13: 308.

[43] Ji T, Yang Y, Tang X, et al. 3D-printed modular hemipelvic endoprosthetic reconstruction following periacetabular tumor resection: early results of 80 consecutive cases [J]. The Journal of Bone and Joint Surgery American Volume, 2020, 102(17): 1530–1541.

[44] Wei R, Guo W, Ji T, et al. One-step reconstruction with a 3D-printed, custom-made prosthesis after total en bloc sacrectomy: a technical note [J]. European Spine Journal, 2017, 26(7): 1902–1909.

[45] Wan L, Wu G, Cao P, et al. Curative effect and prognosis of 3D printing titanium alloy trabecular cup and pad in revision of acetabular defect of hip joint [J]. Experimental and Therapeutic Medicine, 2019, 18(1): 659–663.

[46] Gruber M S, Jesenko M, Burghuber J, et al. Functional and radiological outcomes after treatment with custom-made acetabular components in patients with Paprosky type 3 acetabular defects: short-term results [J]. BMC Musculoskeletal Disorders, 2020, 21(1): 835.

[47] Citak M, Kochsiek L, Gehrke T, et al. Preliminary results of a 3D-printed acetabular component in the management of extensive defects [J]. Hip International : the Journal of Clinical and Experimental Research on Hip Pathology and Therapy, 2018, 28(3): 266–271.

[48] Kieser D C, Ailabouni R, Kieser S C J, et al. The use of an Ossis custom 3D-printed tri-flanged acetabular implant for major bone loss: minimum 2-year follow-up [J]. Hip International : the Journal of Clinical and Experimental Research on Hip Pathology and Therapy, 2018, 28(6): 668–674.

[49] Jovičić M, Vuletić F, Ribičić T, et al. Implementation of the three-dimensional printing technology in treatment of bone tumours: a case series [J]. International Orthopaedics, 2021, 45(4): 1079–1085.

[50] Angelini A, Trovarelli G, Berizzi A, et al. Three-dimension-printed custom-made prosthetic reconstructions: from revision surgery to oncologic reconstructions [J]. International Orthopaedics, 2019, 43(1): 123–132.

[51] Wang J, Min L, Lu M, et al. What are the complications of three-dimensionally printed, custom-made, integrative hemipelvic endoprostheses in patients with primary malignancies involving the acetabulum, and what is the function of these patients? [J]. Clinical Orthopaedics and Related Research, 2020, 478(11): 2487–2501.

[52] Zhang Y, Tang X, Ji T, et al. Is a modular pedicle-hemipelvic endoprosthesis durable at short term in patients undergoing Enneking type Ⅰ + Ⅱ tumor resections with or without sacroiliac involvement? [J]. Clinical Orthopaedics and Related Research, 2018, 476(9): 1751–1761.

[53] Tikhilov R M, Dzhavadov A A, Kovalenko A N, et al. Standard versus custom-made acetabular implants in revision total hip arthroplasty [J]. The Journal of arthroplasty, 2022, 37(1): 119–125.

[54] Zhang Y, Min L, Lu M, et al. Three-dimensional-printed customized prosthesis for pubic defect: clinical outcomes in 5 cases at a mean follow-up of 24 months [J]. BMC Musculoskeletal Disorders, 2021, 22(1): 405.

[55] Van Eemeren A, Vanlommel J, Vandekerckhove M. Acetabular reconstruction with a custom-made triflange acetabular component through direct

anterior approach - a case report [J]. Journal of Clinical Orthopaedics and Trauma, 2020, 11(Suppl 2): S211-S213.

[56] Tack P, Victor J, Gemmel P, et al. Do custom 3D-printed revision acetabular implants provide enough value to justify the additional costs? The health-economic comparison of a new porous 3D-printed hip implant for revision arthroplasty of Paprosky type 3B acetabular defects and its closest alternative [J]. Orthopaedics & Traumatology, Surgery & Research, 2021, 107(1): 102600.

[57] Wong K C, Kumta S M, Geel N V, et al. One-step reconstruction with a 3D-printed, biomechanically evaluated custom implant after complex pelvic tumor resection [J]. Computer Aided Surgery, 2015, 20(1): 14–23.

[58] Wang B, Hao Y, Pu F, et al. Computer-aided designed, three dimensional-printed hemipelvic prosthesis for peri-acetabular malignant bone tumour [J]. International Orthopaedics, 2018, 42(3): 687–694.

[59] Goriainov V, Mcewan J K, Oreffo R O, et al. Application of 3D-printed patient-specific skeletal implants augmented with autologous skeletal stem cells [J]. Regenerative Medicine, 2018, 13(3): 283–294.

[60] Boriani S, Tedesco G, Ming L, et al. Carbon-fiber-reinforced PEEK fixation system in the treatment of spine tumors: a preliminary report [J]. European Spine Journal, 2018, 27(4): 874–881.

[61] Poelert S, Valstar E, Weinans H, et al. Patient-specific finite element modeling of bones [J]. Journal of Engineering in Medicine, 2013, 227(4): 464–478.

[62] Singh V A, Elbahri H, Shanmugam R. Biomechanical analysis of a novel acetabulum reconstruction technique with acetabulum reconstruction cage and threaded rods after type Ⅱ pelvic resections [J]. Sarcoma, 2016, 2016: 8627023.

[63] Issa S P, Biau D, Babinet A, et al. Pelvic reconstructions following peri-acetabular bone tumour resections using a cementless ice-cream cone prosthesis with dual mobility cup [J]. International Orthopaedics, 2018, 42(8): 1987–1997.

[64] Zang J, Guo W, Yang Y, et al. Reconstruction of the hemipelvis with a modular prosthesis after resection of a primary malignant peri-acetabular tumour involving the sacroiliac joint [J]. The Bone & Joint Journal, 2014, 96-b(3): 399–405.

[65] Wang B, Xie X, Yin J, et al. Reconstruction with modular hemipelvic endoprosthesis after pelvic tumor resection: a report of 50 consecutive cases [J]. PloS One, 2015, 10(5): e0127263.

[66] Duarte R J, Ramos A, Completo A, et al. The importance of femur/acetabulum cartilage in the biomechanics of the intact hip: experimental and numerical assessment [J]. Computer Methods in Biomechanics and Biomedical Engineering, 2015, 18(8): 880–889.

[67] Bergmann G, Deuretzbacher G, Heller M, et al. Hip contact forces and gait patterns from routine activities [J]. Journal of Biomechanics, 2001, 34(7): 859–871.

[68] Hua Z, Fan Y, Cao Q, et al. Biomechanical study on the novel biomimetic hemi-pelvis prosthesis [J]. Journal of Bionic Engineering, 2013, 10(4): 506–513.

[69] Iqbal T, Wang L, Li D, et al. A general multi-objective topology optimization methodology developed for customized design of pelvic prostheses [J]. Medical Engineering & Physics, 2019, 69: 8–16.

[70] Kharmanda G. Integration of multi-objective structural optimization into cementless hip prosthesis design: Improved Austin-Moore model [J]. Computer Methods in Biomechanics and Biomedical Engineering, 2016, 19(14): 1557–1566.

[71] Saravana Kumar G, George S P. Optimization of custom cementless stem using finite element analysis and elastic modulus distribution for reducing stress-shielding effect [J]. Journal of Engineering in Medicine, 2017, 231(2): 149–159.

[72] Iqbal T, Shi L, Wang L, et al. Development of finite element model for customized prostheses design for patient with pelvic bone tumor [J]. Journal of Engineering in Medicine, 2017, 231(6): 525–533.

[73] Tao Z, Ahn H J, Lian C L, et al. Design and optimization of prosthetic foot by using polylactic acid 3D printing [J]. Journal of Mechanical Science and Technology, 2017, 31(5): 2393–2398.

[74] Liang H, Ji T, Zhang Y, et al. Reconstruction with 3D-printed pelvic endoprostheses after resection of a pelvic tumour [J]. The Bone & Joint Journal, 2017, 99-b(2): 267–275.

[75] Liu D, Hua Z, Yan X, et al. Design and biomechanical study of a novel adjustable hemipelvic prosthesis [J]. Medical Engineering & Physics, 2016, 38(12): 1416–1425.

[76] Liu D, Jiang J, Wang L, et al. In vitro experimental and numerical study on biomechanics and stability of a novel adjustable hemipelvic prosthesis [J]. Journal of the Mechanical Behavior of Biomedical Materials, 2019, 90: 626–634.

[77] Guo Y, Ren L, Xie K, et al. Functionalized TiCu/Ti-Cu-N-coated 3D-printed porous Ti6Al4V scaffold promotes bone regeneration through BMSC recruitment [J]. Advanced Materials Interfaces, 2020, 7(6): 13.

[78] Mccarthy D A, Granger L A, Aulakh K S, et al. Accuracy of a drilling with a custom 3D printed guide or free-hand technique in canine experimental sacroiliac luxations [J]. Veterinary Surgery, 2022, 51(1): 182–190.

[79] Do Phuoc H, Nguyen Hoang P, Cao Ba H. The use of a 3D-printed personalised drill guide for posterior column lag screw fixation in displaced transverse acetabular fracture: a case report [J]. International Journal of Surgery Case Reports, 2021, 88: 106503.

[80] Qu A, Jiang P, Wei S, et al. Accuracy and dosimetric parameters comparison of 3D-printed non-coplanar template-assisted computed tomography-guided iodine-125 seed ablative brachytherapy in pelvic lateral recurrence of gynecological carcinomas [J]. Journal of Contemporary Brachytherapy, 2021, 13(1): 39–45.

[81] Radermacher K, Portheine F, Anton M, et al. Computer assisted orthopaedic surgery with image based individual templates [J]. Clinical Orthopaedics and Related Research, 1998, 354: 28–38.

[82] Wong K C, Kumta S M, Sze K Y, et al. Use of a patient-specific CAD/CAM surgical jig in extremity bone tumor resection and custom prosthetic reconstruction [J]. Computer Aided Surgery, 2012, 17(6): 284–293.

[83] Bellanova L, Paul L, Docquier P L. Surgical guides (patient-specific instruments) for pediatric tibial bone sarcoma resection and allograft reconstruction [J]. Sarcoma, 2013, 2013: 1–7.

[84] Buller L, Smith T, Bryan J, et al. The use of patient-specific instrumentation improves the accuracy of acetabular component placement [J]. The Journal of Arthroplasty, 2013, 28(4): 631–636.

[85] Mac-Thiong J M, Labelle H, Rooze M, et al. Evaluation of a transpedicular drill guide for pedicle screw placement in the thoracic spine [J]. European Spine Journal, 2003, 12(5): 542–547.

[86] Takeyasu Y, Oka K, Miyake J, et al. Preoperative, computer simulation-based, three-dimensional corrective osteotomy for cubitus varus deformity with use of a custom-designed surgical device [J]. The Journal of Bone and Joint Surgery American Volume, 2013, 95(22): e173.

[87] García-Sevilla M, Mediavilla-Santos L, Ruiz-alba M T, et al. Patient-specific desktop 3D-printed guides for pelvic tumour resection surgery: a precision study on cadavers [J]. International Journal of Computer Assisted Radiology and Surgery, 2021, 16(3): 397–406.

[88] Ji Z, Jiang Y, Sun H, et al. 3D-printed template and optical needle navigation in CT-guided iodine-125 permanent seed implantation [J]. Journal of Contemporary Brachytherapy, 2021, 13(4): 410–418.

[89] Shelton T J, Monazzam S, Calafi A, et al. Preoperative 3D modeling and printing for guiding periacetabular osteotomy [J]. Journal of Pediatric Orthopedics, 2021, 41(3): 149–158.

[90] Sallent A, Vicente M, Reverté M M, et al. How 3D patient-specific instruments improve accuracy of pelvic bone tumour resection in a cadaveric study [J]. Bone & Joint Research, 2017, 6(10): 577–583.

[91] Liu X, Liu Y, Lu W, et al. Combined application of modified three-dimensional printed anatomic templates and customized cutting blocks in pelvic reconstruction after pelvic tumor resection [J]. The Journal of Arthroplasty, 2019, 34(2): 338–345.

[92] Liang B, Chen Q, Liu S, et al. A feasibility study of individual 3D-printed navigation template for the deep external fixator pin position on the iliac crest [J]. BMC Musculoskeletal Disorders, 2020, 21(1): 478.

[93] Cartiaux O, Banse X, Paul L, et al. Computer-assisted planning and navigation improves cutting accuracy during simulated bone tumor surgery of the pelvis [J]. Computer Aided Surgery, 2013, 18(1–2): 19–26.

[94] Jeys L, Matharu G S, Nandra R S, et al. Can computer navigation-assisted surgery reduce the risk of an intralesional margin and reduce the rate of local recurrence in patients with a tumour of the pelvis or sacrum? [J]. The Bone & Joint Journal, 2013, 95-b(10): 1417–1424.

[95] Young P S, Bell S W, Mahendra A. The evolving role of computer-assisted navigation in musculoskeletal oncology [J]. The Bone & Joint Journal, 2015, 97-b(2): 258–264.

[96] Chen X, Xu L, Wang Y, et al. Image-guided installation of 3D-printed patient-specific implant and its application in pelvic tumor resection and reconstruction surgery [J]. Computer Methods and Programs in Biomedicine, 2016, 125: 66–78.

[97] Park J W, Kang H G, Kim J H, et al. The application of 3D-printing technology in pelvic bone tumor surgery [J]. Journal of Orthopaedic Science, 2021, 26(2): 276–283.

[98] Goriainov V, King L J, Oreffo R O C, et al. Custom 3D-printed triflange implants for treatment of severe acetabular defects, with and without pelvic discontinuity: early results of our first 19 consecutive cases [J]. JB & JS Open Access, 2021, 6(4): e21.00057.

[99] Mediavilla-Santos L, García-Sevilla M, Calvo-Haro J A, et al. Validation of patient-specific 3D impression models for pelvic oncological orthopedic surgery [J]. Revista Espanola de Cirugia Ortopedica y Traumatologia, 2021, 66(5): 403–409.

[100] Durand-Hill M, Henckel J, Di Laura A, et al. Can custom 3D printed implants successfully reconstruct massive acetabular defects? A 3D-CT assessment [J]. Journal of Orthopaedic Research, 2020, 38(12): 2640–2648.

[101] Hiyama A, Ukai T, Nomura S, et al. The combination of intraoperative CT navigation and C-arm fluoroscopy for INFIX and percutaneous TITS screw placement in the treatment of pelvic ring injury: technical note [J]. Journal of Orthopaedic Surgery and Research, 2022, 17(1): 32.

[102] Zhou K, Tao X, Pan F, et al. A novel patient-specific three-dimensional printing template based on external fixation for pelvic screw insertion [J]. Journal of Investigative Surgery, 2022, 35(2): 459–466.

第一篇

3D 打印骨盆缺损假体功能重建

第二章
髋臼周围骨盆缺损分型系统

一、髋臼周围骨盆缺损分型系统的需求背景

全髋关节置换术是 20 世纪最成功的外科手术之一，但感染、磨损、金属－骨界面松动等因素可导致关节假体失效，需要进行翻修手术。传统的翻修部件包括标准化的髋臼杯、加强环、杯牢结构、钢板、填充块等，通常无法根据患者骨缺损的个体情况调整其自身结构，从而导致最终用于手术安装的内植物与缺损形态无法完全匹配，最终影响临床疗效。

由于传统标准化髋关节假体翻修的技术局限性，迫切需要一种灵活、高效、精确的新技术，即 3D 打印个性化、一体化髋关节翻修假体[1, 2]。与传统的标准化假体相比，3D 打印的个性化、一体化髋关节翻修假体以"量体裁衣"的方式与患者髋臼周围复杂骨盆缺损形态和结构相匹配，避免对患者的残存骨质进行"削足适履"式的磨锉、切削[3]。通过个性化理念加工、制备的定制型假体，甚至可以根据患者髋臼周围不同区域骨骼质量的不同，针对性地微调固定螺钉的方向、长度和数量，进一步提高个性化翻修假体的力学稳定性[4, 5]。

个性化、一体化的髋关节翻修假体从治疗理念上突破了传统标准化髋关节翻修的技术瓶颈，由单纯的假体选配和手术实施，扩展为资料采集、假体设计、手术规划、术前模拟、手术实施的过程。在个性化翻修假体设计与制备过程中，除临床手术诊疗团队外，还需假体设计、生物力学分析、影像学等工作人员，医工合作设计、制备出与缺损结构匹配，有利于翻修假体稳定，术后患者髋关节功能恢复更理想的 3D 打印个性化、一体化髋关节翻修假体。个性化、一体化翻修假体的技术优势主要源自"量体裁衣"式的个性化诊疗理念，大大简化了髋关节假体翻修的治疗过程，如规避了传统翻修手术需准备各种标准化翻修假体及手术工具，以及术中复杂的磨锉、骨水泥或金属填充块填塞等操作，但个性化、一体化翻修理念对术前假体设计、制备及手术规划等前期工作的要求更高。髋关节翻修分型系统对髋臼周围复杂骨盆缺损患者的个性化治疗方案制定、医工交互等尤为必要。

二、髋臼骨缺损分型系统

迄今为止，Paprosky 分型和 AAOS 分型是国际上最常用的两种髋臼骨缺损分型，这两种分型都仅聚焦于髋臼周围，并从形态学上对髋臼周围骨骼缺损进行了划分，对假体部件的选配和手术治疗具有指导意义，但具有一定的局限性。

首先，传统髋臼骨缺损分型从髋臼边缘的受累范围、髋臼顶侧和内侧的受损深度、髋臼的穿透情况等方面，对主要累及髋臼区域的骨缺损进行了比较细致的定义和划分，但对于一些缺损范围较大的、广泛涉及髂骨翼、耻骨上支、坐骨支等远离髋臼区域的复杂骨盆缺损的描述则较少，或者未予关注。远离髋臼的髂骨、耻骨、坐骨等结构缺损会从根本上影响假体的力学传导及整体固定的稳定性，对髋关节的稳定性、关节功能及关节假体的使用寿命至关重要。

其次，Paprosky 和 AAOS 分型，均是针对传统标准化假体与翻修技术，即标准化髋臼杯、杯牢结构和加强环、标准规格的填充块或可选配钢板，配合骨水泥填充或植骨设计的。由此可见，在治疗手段上，传统分型方法亦缺乏对范围更加广泛、结构更加复杂的骨盆缺损的阐释。

此外，Paprosky 分型将大多数需要个性化设计假体的复杂骨盆缺损笼统地分为 Ⅲ A 和 Ⅲ B 两类，AAOS 分型也与之大致相似。虽然现有的髋臼缺损分型能识别哪些患者需要特殊定制假体，但并未很好地细分[6-8]，已不能满足个性化髋关节功能重建的翻修需求。传统标准化髋关节假体不能修复大范围复杂骨盆缺损，或即便勉强翻修效果也不佳。个性化、一体化翻修假体成为这一情况的解决方案。因而，迫切需要对复杂骨盆缺损进一步详细划分，充分涵盖远离髋臼的区域，充分考量髋臼周围骨盆缺损的个体复杂程度，充分考虑骨盆整体力学性能和整体治疗规划，更好地指导个性化翻修假体的设计、制备与应用，并精准指导治疗方案。

三、髋臼周围骨盆缺损分型系统

基于对骨盆生物力学性能的系统性理解，结合长期采用个性化假体翻修髋关节假体设计、治疗的临床经验，我们首次提出了针对 3D 打印个性化、一体化翻修假体的髋臼周围骨盆缺损分型系统（图 2-1）。本系统旨在提供一种指导 3D 打印个性化翻修假体设计的髋臼周围骨盆缺损分型，亦详尽地总结了每种分型的个性化假体设计原则。

该分型系统根据病例的髋臼周围骨盆缺损范围，将其缺损分为 Ⅰ、Ⅱ、Ⅲ、Ⅳ、Ⅴ 共五个型和 A、B 这两个亚型（图 2-1）。如果骨缺损不符合 A 亚型或 B 亚型的定义，则认为该亚型为空。每一对型 - 亚型构成一个病例的完整分型。每种分型的定义及其功能重建的简要原则如下。

1. Ⅰ型髋臼周围骨盆缺损

Ⅰ型缺损，又名"髋臼型"缺损，为髋臼周围骨盆缺损分型系统中缺损范围相对最小，治疗相对简单的一型，它特指一类位于髋臼周围的、范围较小的骨缺损（图 2-2）。需要指出的是，Ⅰ型缺损不一定仅局限于髋臼边缘之内，即使已超出髋臼边缘，但只要髂骨翼、耻骨上支、坐骨支未受累，则仍属 Ⅰ型缺损。因为尽管原始髋臼由坐骨、耻骨和髂骨三种不同的结构组成，但髋臼内部及周围的缺损（仅

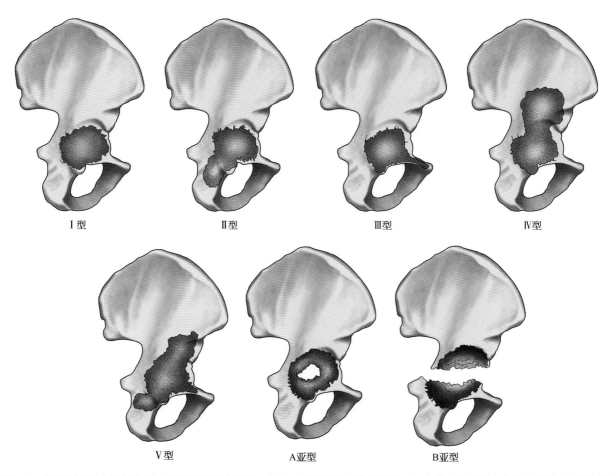

图 2-1·髋臼周围骨盆缺损分型。五种型及两种亚型，其中，Ⅰ型局限于髂骨翼以下，坐骨支及耻骨上支以上的髋臼周围区域；Ⅱ型为累及髋臼和坐骨支的缺损；Ⅲ型为累及髋臼和耻骨支的缺损；Ⅳ型为累及髋臼和髂骨翼的缺损；Ⅴ型为累及髋臼，以及髂骨翼、坐骨支和耻骨上支 3 处中任意 2 处或 2 处以上的缺损；A 亚型为复合了髂骨翼以下，坐骨支及耻骨上支以上的髋臼周围区域的穿透缺损；B 亚型为复合了骨盆环中断的缺损

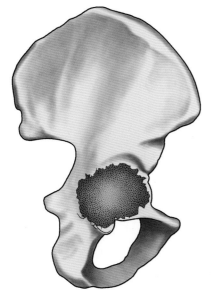

图 2-2·Ⅰ型（髋臼型）缺损。局限于髂骨翼以下，坐骨支及耻骨上支以上的髋臼周围区域

局限于髂骨翼、耻骨上支、坐骨支三者之内的缺损）实质上是生物力学特性相对一致的同一区域内不同大小、位置的缺损，在不发生骨盆环中断、穿透等特殊情况下，这类髋臼周围缺损的范围和位置改变不会使髂骨、耻骨和坐骨的力学强度产生明显的改变，因此也不会对骨盆环的稳定性产生较大的影响。相反，一旦患者的骨缺损累及髂骨翼、耻骨上支或坐骨支，甚至更远处，则其髋关节假体翻修及功能重建所需设计的填充体结构、护翼模式和固定螺钉配置等将发生根本性改变，这时需要设立另外一个分型来区分。综上，累及髋臼区域但未累及髂骨翼、耻骨上支、坐骨支的骨盆缺损，统一归属于Ⅰ型缺损。

对于Ⅰ型缺损，患者的骨缺损范围相对有限，髋臼周围可用于翻修假体固定的残存骨量相对充足。在此类情况下，个性化设计的类圆形髋臼杯 + 一枚髂骨或耻骨护翼即是一种简便可行的功能重建方案（如条件允许，结合安装简易性和固定稳定性，原则上护翼设计宜优先采用髂骨护翼方式）。对于部分缺损范围较小、有足够骨量保存的患者，甚至可以考虑利用单个无护翼类圆形髋臼杯直接重建缺损，并利用固定长螺钉将髋臼杯固定在髂前上、下棘，坐骨支，耻骨上支和骶髂关节移行处等重点固定区域（如条件允许，结合骨盆环力学传导特性，宜以耻骨上支和骶髂关节移行处为核心固定方向）。Ⅰ型髋臼周围骨盆缺损中，翻修假体与骨骼接触区域均可利用3D打印制备多孔网状结构层（金属骨小梁）以利于骨长入及软组织黏附，包括髋臼杯外表面、髂骨护翼与髂骨的接触面，以及臼杯-护翼移行处，从而增大摩擦力并诱导假体-骨整合，使翻修假体长期可靠固定。

2. Ⅱ型髋臼周围骨盆缺损

Ⅱ型髋臼周围骨盆缺损主要累及髋臼及坐骨区域，又称为"坐骨型"缺损（图2-3）。Ⅱ型缺损的判断标准为是否存在坐骨支受累。本分型系统将坐骨缺损与耻骨、髂骨缺损分开讨论并独立设置的原因是，尽管坐骨具备宽厚平整的形态及优良的机械性能，但其解剖位置较深，周围毗邻重要的神经、血管，有诸多肌肉附着点，术中显露坐骨区域创伤较大。其次，骶骨、骶髂关节、髋臼、耻骨上支及耻骨联合是主要的骨盆环应力传导部位，而坐骨对骨盆环力学强度的作用较耻骨小。同时，髋关节翻修假体主要需对抗的是假体向人体头侧位移的应力，而坐骨对抗假体位移的作用亦明显低于髂骨。总之，坐骨对髋关节翻修功能重建的生物力学价值及重建必要性与耻骨、髂骨相比相对较小。此外，对应用定制的三翼型假体进行翻修的患者的临床研究表明，在三个护翼构件中坐骨护翼最易拔出，这可能是由于重力和骨盆结构给予了坐骨护翼斜向的应力，使其承受了过多剪切力，导致护翼松动、拔脱[9]。综上，将主要累及坐骨的缺损与累及髂骨、耻骨等关键部位的缺损区分并给予独立的分型十分必要。

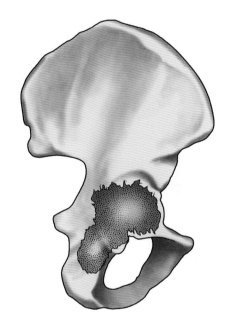

图2-3·Ⅱ型（坐骨型）缺损。为累及髋臼周围区域和坐骨支的缺损

对于主要累及坐骨的Ⅱ型缺损的个性化翻修假体设计，应综合考虑力学性能、临床疗效与手术操作难度等予以取舍。坐骨支是假体实施螺钉固定的理想着力区，但其操作区域较深。若在髋臼设计向坐骨主体固定的长螺钉，则术中入钉角度往往受手术切口和周围肌肉、骨骼的影响，入钉及钻孔较为困难。此外，坐骨支的后、外侧相对平整，理论上便于设置钢板等固定装置，但在手术中完整显露坐骨平面的操作难度大。术中需剥离周围软组织、肌肉附着点，发生出血及神经损伤的风险亦相应增加，往往"得不偿失"。坐骨区域术野受软组织遮挡严重，术中于此区域实施精细的骨骼修整及假体配位、安装的可行性很低。因此，对于Ⅱ型髋臼周围骨盆缺损而言，除极为必要的情况，通常不会对坐骨区域进行重建，而是以类圆形臼杯重建髋臼周围缺损，并辅以髂骨护翼。在综合考虑入钉长度和术中螺钉钻孔置入角度可行性的前提下，由髋臼向坐骨棘方向置入一个长度合适的固定螺钉为可行方案，此螺钉可以有效对抗髋关节翻修假体的侧向偏移。坐骨螺钉设置及安装过程需注意避免损伤关键肌腱及肌肉附着点。

3. Ⅲ型髋臼周围骨盆缺损

Ⅲ型髋臼周围骨盆缺损是指主要累及髋臼和耻骨区域的一类缺损，以耻骨上支受累为分型原则，

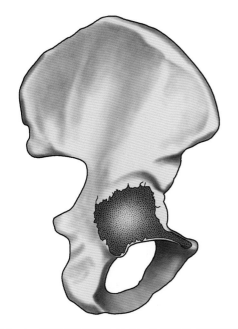

图 2-4 · Ⅲ型（耻骨型）缺损。为累及髋臼周围区域和耻骨上支的缺损

又称为"耻骨型"缺损（图 2-4）。耻骨是骨盆环应力传导的重要区域，一旦翻修患者耻骨区域的骨溶解和缺损明显威胁骨盆环整体的力学稳定性，会导致骨盆偏移畸形，假体进一步松动、移位，出现疼痛、行走受限等临床表现。耻骨与髂骨在假体整体固定力学性能上的关键区别在于，在结构上耻骨不能直接对抗髋关节假体的上移，仅可利用其与重力方向呈 90° 的结构，使其借助螺钉辅助限制假体向上方移动。此外，耻骨上支大部分为类管状结构，因而一旦发生骨缺损极易中断，导致力学性能急剧下降，这与宽大平展的髂骨完全不同。因此，也需单独设立一类分型。

耻骨区域一旦发生缺损、中断即丧失对髋关节的力学稳定作用，因此，对于髋关节假体翻修患者而言，在条件允许时，一旦出现耻骨区域的骨骼缺损，特别是导致耻骨上支中断的耻骨缺损，均应行耻骨区域的完整重建。术中显露耻骨区域的难度虽较坐骨区域小，但它毗邻股动脉、股神经等重要解剖结构，且有大量肌肉附着，因此，一般不建议设置需要大量显露耻骨的假体结构，更应避免设置较长、较大的、难以安装的耻骨护翼。一般可使用类圆形的耻骨填充体与耻骨缺损区域适配。填充体直接连接于类圆形臼杯之上，并辅以髂骨护翼。值得一提的是，此处应注重力学适配而非解剖学适配，即填充体长度适宜，可以连接髋臼主体与残存耻骨断端即可，不要苛求外形上与原耻骨形态完全一致，否则，术中安装较为困难，且力学性能并无明显提升。此外，填充体的长度需在仔细评估影像学数据后确定。因为耻骨部位术中视野受限且行精细修整难度大，如耻骨填充体形态不匹配或长度过长将会严重妨碍假体安装，在这种情况下可预备长度可调的耻骨填充体。如果影像学上难以判断耻骨缺损区域的结构，则耻骨填充体设计宜"取短不取长"，并配合耻骨垫片进行术中安装。耻骨填充体中心可预留一个贯通钉孔，便于从髋臼内部置入一长螺钉，贯穿耻骨填充体并进入残存耻骨内，实现耻骨方向的理想固定。钉道的设计需确切考虑术中钻孔、置钉工具受髋臼及术野周围软组织阻挡的可能性。如有必要，为使术中安装简便，钉道可以偏离填充体中心，设计为术者钻孔相对舒适、简捷的角度。除了与残存耻骨的直接接触面可制备 3D 打印金属骨小梁区域，耻骨填充体周围部分也可适当设计 3D 打印金属骨小梁区，以诱导耻骨区域周围软组织附着、长入，辅助个性化、一体化假体在耻骨方向的强化固定。

4. Ⅳ型髋臼周围骨盆缺损

Ⅳ型髋臼周围骨盆缺损主要累及髋臼和髂骨区域，为一种缺损相对严重、重建相对复杂的类型，又称为"髂骨型"缺损（图 2-5）。在构成髋臼的耻骨、坐骨、髂骨之中，髂骨体积最大，对抗假体因重力位移的能力也最强。髂骨是骨盆环生物力学应力传导路径中的枢纽，来自人体躯干的重力经腰、骶椎传递至骶髂关节后，直接经髂骨传入髋臼上半区域，并由人体两侧股骨头分担，最终经由股骨、胫骨传至足部及地面。尽管耻骨也参与骨盆环整体稳定性的力学构成，但其在躯干重力传导的路径中并非必要环节，若髂骨区域出现明显缺损以至于中断了骶髂关节向髋臼方向的应力传导，患侧的髋关节功能往往将明显丧失，关节活动受限，且一经站立、行走、坐起等对抗躯体重力的行为即出现较为明显的疼痛等不适症状。此外，由于髂骨位置与假体受重力影响的位移位置相同，以致在髋关节假体植入后，周围髂骨将常年受到假体因重力位移导致的直接挤压冲击，即其骨质不仅需要确保固定螺钉、金属骨小梁等固定装置的稳固性，还需在假体因重力位移的强大压应力下保存自身，耻骨及坐骨区域不具备这种特殊的力学环境，此类缺损必须有别于其他区域而单独分型。

累及髂骨区域的髋臼周围骨盆缺损，在个性化、一体化翻修假体功能重建的设计理念上，与耻骨或坐骨有很大不同。对于由髋臼向髂骨方向延伸的骨缺损，如无极特殊情况（如患者存在严重影响缺损重建的骨盆及其他解剖结构畸形等），均应予以确切重建。重建方式首选与类圆形髋臼杯直接相连的髂骨填充体（通常为类半球形或半橄榄形），并辅以髂骨护翼。需要指出的是，髂骨填充体与耻骨填充体的设计理念不同。鉴于术中显露髂骨的难度相对较

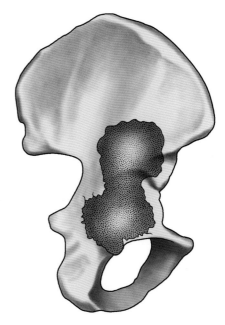

图 2-5·Ⅳ型（髂骨型）缺损。为累及髋臼周围区域和髂骨翼的缺损

低、髂骨缺损视野相对开阔、髂骨直接对抗假体因重力位移的负荷较大等客观因素，髂骨填充体不仅需在长度（高度），还需要在表面结构上参考影像学数据仔细斟酌，务求填充体与髂骨缺损残存骨面最大程度地贴合。若在影像学上难以判断髂骨缺损区域结构，那么在必要情况下，与耻骨相反，髂骨填充体的设计宜"取长不取短"，即可提前设计填充体的大、小备选方案供术中选择，其中大者可以在髋臼顶侧方向上体积稍大（仅可稍大，切忌将填充体设计得过大，否则，术中需反复修整，损失残存骨质，增加手术时间）。在条件允许的情况下，术中可以根据填充体的表面结构稍微修整髂骨缺损残存骨面，以便与填充体实现范围较大的密切贴合。切忌在髋臼内侧方向上扩大髂骨填充体，因其对抗假体因重力位移的作用较顶侧方向小，但修整易导致髋臼穿透的风险大大增加。此外，髂骨区域受骨缺损累及后，放置髂骨护翼的最佳区域（即髂骨翼外侧面前、中三分之一交界处）可能受到影响，此时需要根据手术切口的位置、假体安放的角度及术者剥离软组织显露骨面操作的简便性等重新选择髂骨护翼的新位置。如必要，可将单枚护翼改为 2～3 枚小型护翼，并分散连接于类圆形髋臼杯主体及髂骨填充体之上（多枚小护翼同时贴合骨面安装的难度有时大于单枚大护翼，因此，采用分散式护翼设计之前宜仔细斟酌）。

髂骨填充体内应预留 2 条或 2 条以上的钉道，供固定长螺钉由髋臼贯穿髂骨填充体，并进入髂骨上部、后上部。髂后上棘与骶髂关节处为髂骨骨质最宽厚有力同时又与骨盆环躯干应力传导关系最密切的区域，因而，髋关节翻修假体髋臼内部至少应向骶髂关节方向置入 2 枚或 2 枚以上较长的固定螺钉。髂骨填充体内长钉道设计需实时考虑髂骨缺损的重建情况，尽量避免螺钉在残存骨面和髂骨填充体之间的"空隙"内有较长的空置走行部分，增加后期断钉风险。

髂骨填充体表面结构为Ⅳ型缺损个性化、一体化翻修假体设计的重点，应在"细致仿生"和"粗糙简化"之间综合权衡。表面过度仿生、结构复杂，则术中难以修整骨面实现匹配，反而导致假体-骨间隙增大且延误手术进程。如果表面结构过于简化、圆滑（如标准半球形），则与患者天然的骨缺损形态匹配度低，术中需要磨锉大量残存骨质，同样不利于患者预后。合理的髂骨填充体宜平滑、宽厚，大体上符合患者髂骨缺损的整体形态即可，从而便于在稍微修整后对位安装。填充体外表面与类圆形臼杯外

表面、髂骨护翼-骨接触面类似，宜设计 3D 打印金属骨小梁以促进假体-骨整合，实现翻修假体的长期稳定。

5. Ⅴ型髋臼周围骨盆缺损

Ⅴ型髋臼周围骨盆缺损是缺损范围最广泛的一种类型。对于一例髋臼周围骨盆缺损而言，如其髂骨翼、耻骨上支及坐骨支 3 处中有 2 处或 2 处以上受到累及，则可定义为Ⅴ型髋臼周围骨盆缺损，即"广泛型"缺损（图 2-6）。必须指出的是，"广泛型"缺损绝对不可以被理解为，或者被处理为"坐骨型""耻骨型""髂骨型"中两者或三者的简单组合、拼加，而是必须从整体观念上将其作为一种全新的复杂类型理解，并予以特殊的假体设计和结构处理。在"坐骨型""耻骨型""髂骨型"髋臼周围骨盆缺损中，翻修假体的设计以局部缺损部位的结构重建和力学稳定为主，即在对坐骨、耻骨、髂骨等处的缺损形态重点关注并予以取舍、填充重建和局部固定后，再考虑填充体对于假体主体的稳定性是否做出了有效的贡献。其本质在于"髋臼型""坐骨型""耻骨型""髂骨型"缺损中，坐骨、耻骨及髂骨这

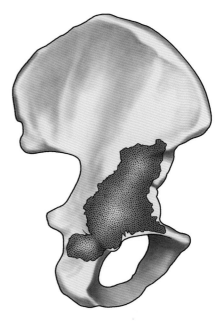

图 2-6 · Ⅴ型（广泛型）缺损。为累及髋臼，以及髂骨翼、坐骨支和耻骨上支 3 处中任意 2 处或 2 处以上的缺损

三个方向的支点至少要存留两个，可以在整体力学传导上如人之两足般为假体提供两个方向上的长距离固定应力，从而使假体在对抗平移和旋转等力学刺激时均能相对保持稳定，也就是说假体主体自身固定的可靠性本身就"相对"充足。而"广泛型"缺损的情况则与上述四者均不相同。在坐骨、耻骨及髂骨三个方向上，"广泛型"缺损患者最多仅存一个，甚至三个方向均无法与髋臼主体部件轻易地直接接触，假体可得到长距离牢固固定的方向仅有一个或者无可利用方向，使假体主体对抗平移和旋转等力学刺激的稳定性显著下降，耻骨、坐骨、髂骨三处的填充体（如有）及局部固定装置由整体稳定性的"辅助者"变为"主导者"。此时，在力学上，各类固定零件的选择和结构设计细节均需强化，填充体的设计理念也需从整体上重新考量，一些特殊的结构和固定方式也需要被考虑和采用。因此，必须为本节中的"广泛型"缺损单独设立一个分型，而非简单地理解为前述Ⅰ～Ⅳ型中两者或两者以上的组合。

在功能重建基本原则和个性化、一体化翻修假体的结构设计上，"广泛型"髋臼周围骨盆缺损的填充体设计首先需要摆脱"坐骨型""耻骨型""髂骨型"三者的束缚。由于骨缺损方向多、范围广，髂骨、耻骨、坐骨三处的缺损在Ⅴ型缺损患者中时常接连成片，此时无需再单独设立类圆台形的耻骨填充体，或单独设立髂骨填充体，而应将髋臼周围缺损区域作为整体，并尽可能以连续填充体的方式予以填充。可以在此连续填充体的髂骨、耻骨部位设计多个凸起，与此同时，在不明显阻挡手术安装，且可以有效接触并提供有效固定的前提下，在Ⅱ型缺损中不常规进行缺损重建的坐骨部位，可在Ⅴ型缺损中予以填充、重建。鉴于Ⅴ型缺损范围较大且结构复杂，翻修假体安装时可供参考的解剖标记点更少、更模糊，在位置和角度上出现安装偏差的可能性会不可避免地增大。因此，在填充体设计的过程中，不仅要考虑耻骨、髂骨、坐骨残余骨面与填充体的匹配关系，更要考虑髋臼杯主体部分填充体与髋臼残余骨面的匹配关系。如果此处填充体设计得过大，或者形态与实际骨骼结构差异较大，则可能引导术者在预

期之外的部位磨锉修整髋臼骨骼，从而使假体主体可供固定的结构更加空虚，或者进一步诱使假体产生更大的位置、角度偏移，甚至会因患者骨质薄、质量差而产生医源性髋臼穿透和骨折，这些均是在Ⅰ～Ⅳ型缺损中难以遇到的情况。

在个性化、一体化翻修假体设计中，固定螺钉的长度、分布和粗细的选择需要反复斟酌。更长、更粗、设置得更为密集的固定螺钉会增加术中操作的难度，对于缺损范围并不很大，可供接触固定的骨质较多、质量较好的病例而言，此种螺钉设计所带来的额外固定强度并不是必要的，因而"得不偿失"。然而，在Ⅴ型髋臼周围骨盆缺损中，大块骨质的丢失导致可供螺钉固定的范围较小。因而，可以将局部螺钉的密度设计得相对较高，尤其在臼杯与髂骨后上、下棘及骶髂关节处等厚实可靠区域。此外，在必要的情况下，可将向骶髂关节方向的螺钉改为特殊的长螺钉。在特殊情况下，甚至可以换用直径更大的粗固定螺钉。上述Ⅴ型缺损中螺钉的针对性强化理念，同样需要被引申至髂骨护翼设计中。设计Ⅴ型个性化、一体化翻修假体时，在不明显妨碍手术安装的前提下，可以适当扩大髂骨护翼的面积，及予以增厚处理。护翼与假体主体的移行处也因骨缺损的存在，可以设计得更为厚实。

闭孔钩也成为可选结构之一，但需要斟酌翻修假体整体结构的复杂性及安装操作的困难性，综合考虑闭孔钩是否为可调节式，长度及宽度如何选择。需要指出的是，尽管Ⅴ型缺损在对抗假体上移方面有着非常明确的力学需求，但并非都适合加设闭孔钩。例如，已经侵及闭孔上缘的缺损，如果加设闭孔钩，其钩体部分没有可靠的骨骼接触点。或者假体填充体结构设计已经相对复杂，闭孔钩与填充体近闭孔部位的形态过渡较锐，很可能碰撞残余骨而无法在术中安装。如果患者骨缺损的形变、炎性组织增生和异位骨质增生严重，致使闭孔动脉和神经的解剖位置产生变化、难以判定，贸然设计闭孔钩可致术中损伤动脉、神经风险增高。如确需在Ⅴ型缺损病例中安装闭孔钩，则需要判断在骨缺损形变和异位骨质增生的影响下，牢固可靠的闭孔上缘骨骼的具体位置，并据此设计闭孔钩柱体的长度及钩体的角度。

此外，如前文所述，鉴于Ⅴ型缺损骨骼缺损范围大，有假体松动、位移的危险，可考虑选用特殊的固定方式，如骶骨内螺钉固定。由于骶骨位置较深，内部有复杂神经走行，前后又邻近重要血管丛及韧带，在其内部钻孔并置入固定螺钉难度很大，是一种具有一定风险、需要高超手术技巧和临床经验的手术方式。在本分型系统所述临床翻修病例中，对Ⅰ型、Ⅱ型、Ⅲ型和Ⅳ型患者，鉴于残余骨质的充足性、假体本身固定的可靠性、髂骨护翼位置与面积的局限性等因素，一般不推荐使用骶骨内螺钉固定。而在假体固定稳定性显著不足的病例中（即Ⅴ型及部分A亚型、B亚型患者），骶骨内螺钉固定成为可供考虑、利大于弊的特殊固定选项之一。在髂骨护翼的设计上对Ⅴ型缺损采用了更大、更厚的设计理念，可以在合适的角度下在髂骨护翼后半部设计1～2枚由髂骨护翼到骶骨内部的长螺钉，并避开相关神经及血管，从而在躯干-骶骨-骶髂关节-残余髂骨-髋臼杯主体组成的应力传导路径的基础上，增设了躯干-骶骨-骶骨内螺钉-髂骨护翼-髋臼杯主体的新路径，使翻修假体对抗应力致松动及位移的能力显著提升。

6. A 亚型

A亚型为髂骨以下、耻骨上支及坐骨支以上的髋臼周围区域发生骨穿透的缺损。在个性化、一体化髋关节翻修假体的力学构建中，尽管假体臼杯主体与髂骨、耻骨甚至坐骨均有不同程度的连接和固定，但当股骨头的应力传导至臼杯后，最先承受应力、发生应变、提供支撑并维持假体力学稳定的区域是臼杯及周围骨骼，尤其是臼杯内上方骨骼。若髋臼内侧壁未穿透，无论缺损程度如何，都可以设计形态匹配的髋臼填充体来获得髋臼内侧壁的力学支撑，从而有效对抗假体内移和内上移。但当髂骨翼以下、耻骨上支及坐骨支以上的重要的力学支撑区出现穿透性缺损，不仅穿透部位无法实现骨质接触和力学支撑，而且在缺损周围失去连接而力学性能相对薄弱、穿透易进一步扩大及发生骨折的情况下，由髋臼内侧壁向臼杯主体提供的力学稳定性明显下降，甚至完全丧失。因此，必须在假体的力学、整体观等设计理念上区分穿透性缺损与非穿透性缺损，并为前者独立设立亚型。

A 亚型（"穿透型"缺损），与Ⅰ～Ⅴ五种分型彼此独立，可以与Ⅰ～Ⅴ五种分型中的任何一型叠加。如髋臼周围骨盆缺损累及髋臼和耻骨，髋臼内侧壁穿透，同时符合Ⅲ型与 A 亚型缺损，应为"ⅢA型"缺损（图 2-7）。

在 A 亚型缺损个性化、一体化翻修假体设计过程中，穿透的髋臼内侧壁对假体固定稳定性的影响，以及如何利用周围骨加强假体力学稳定需着重考虑。在

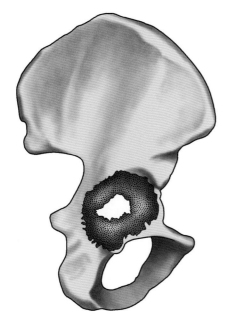

图 2-7 · A 亚型（穿透型）缺损。A 亚型为复合了髂骨翼以下、坐骨支及耻骨上支以上的髋臼周围区域穿透的病损

缺损填充体设计上，通常无须使填充体与髋臼穿透部位及附近的残存骨面密切贴合，因该部位骨质结构及强度不足，且可能伴有大量游离骨片、CT 扫描无法完全显影的硬韧软组织等，造成与真实结构误差较大，如设计体积较大、形态贴合的髋臼内侧壁填充体，则术中可能难以安装，增加了手术难度。在"穿透型"缺损病例中，髂骨翼与髋臼移行处成为填充体贴合受力、替代髋臼内侧壁提供内向支撑应力的重要区域，该处骨骼宽、扁、厚，骨质量较佳，即便是髋臼穿透的严重髋臼周围骨盆缺损，髂骨与髋臼移行区也很少完全被破坏。因此，设计假体时应着重关注此区域，根据残存骨面形态设计相匹配的填充体，以期与残存骨贴合，使其替代已穿透的髋臼内侧壁提供力学支撑。对于此区域残存骨面的复杂形态或形变，医、工双方应对术中如何修整等反复讨论、沟通，并依据最终方案设计最佳的个性化翻修填充体。

合并 A 亚型的髋臼周围骨盆缺损，特殊情况下，如髋臼内侧壁缺损范围较大，可以设计越过内侧壁缺损反折向上的"夹持型"填充体辅助缺损重建。"夹持型"填充体可以从髋臼内侧壁残存骨骼的内、外侧夹持，更加有效地阻止假体在内、外方向上的松动、位移，同时也可向上夹持残存骨骼，进而有效阻止假体的上移。但必须指出，在假体设计中，"夹持型"填充体是否采用、体积大小、弯折角度、贴合程度等均需反复斟酌。即使是相对简单的ⅠA型，"夹持型"填充体的安装也复杂，操作难度较大。若为ⅢA型、ⅣA型及ⅤA型缺损，可能已在耻骨和（或）髂骨设计了体积较大、形态突出的填充体，在髂骨外侧设计了大的髂骨护翼，限制了安装操作角度及范围，若再设计"夹持型"填充体就更困难了。总之，"夹持型"填充体体积不宜设计得过大，内、外间隙应略宽于残存骨厚度，折弯的角度也应设计得更加钝圆，既"形态贴合"，又"便于安装"。"夹持型"填充体深入盆腔部分不宜过长，否则，即便缩小体积、钝化弯折角度也难以安装。"夹持型"填充体与骨骼接触的表面均应设计金属骨小梁。

合并 A 亚型，尤其是内侧壁缺损较大者，可增设闭孔钩（固定式、可调节式）。需要指出的是，髋臼内侧壁的穿透性缺损通常会影响邻近闭孔上缘骨骼的力学强度。当髋臼内侧壁的穿透性缺损累及髋臼下方的范围较大时，会使闭孔上缘的残存骨厚度变小，经闭孔钩传导应力后易诱发骨折，因此，应慎重考量是否设计、安装闭孔钩。对髋臼内侧壁穿透性缺损范围极大，直接累及闭孔上缘骨骼并致闭孔上缘

骨质部分缺失者，闭孔钩已无法防止假体上移，原则上不建议加设闭孔钩。

　　骶骨螺钉的特殊固定方式也可用在合并 A 亚型的缺损中。在不影响"夹持型"填充体安装的前提下，可适当增大髂骨护翼，以便为骶骨螺钉的设计及安装提供可能。经髂骨护翼后侧向骶髂关节−骶骨置入 1～2 枚长度适宜的螺钉，可有效增强翻修假体的固定强度。

　　7. B 亚型

　　B 亚型指骨缺损伴骨盆环不连续。具体地说，可为髂骨或髋臼发生的横断性缺损，也可为耻骨上支与耻骨下支，或耻骨上支与坐骨支同时发生的中断性缺损（图 2-8）。B 亚型又称"中断型"缺损，与 A 亚型相似，可与Ⅰ～Ⅴ型分型中的任一类型合并，如Ⅱ B 型、Ⅴ B 型等。需要指出的是，如果既有髋臼内侧壁穿透（A 亚型），又存在骨盆环中断（B 亚型），则统一被归类为 B 亚型。这是因为骨盆环中断对骨盆假体重建力学性能的影响远大于髋臼穿透，在假体设计难度上也远大于髋臼穿透。

　　一旦出现骨盆环不连续，翻修的目标不再仅局限于实现假体固定的牢固性，还应考虑骨盆环力学性能的整体稳定，以确保从躯干传递的应力能够顺利经骨盆环传导至双侧髋臼及股骨头，并最大程度地保留髋关节功能。合并 B 亚型者，通常骨盆缺损的范围较大，

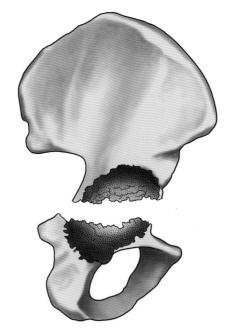

图 2-8 · B 亚型（中断型）缺损。为合并骨盆环中断的缺损

且因骨盆环不再连续而导致其在应力作用下更易发生形变，伴有不同程度的错位、畸形，在翻修假体髋臼旋转中心的确定、缺损的填充重建等设计原则上较特殊，需独立设 B 亚型。

　　在设计原则上，鉴于合并 B 亚型的骨盆缺损翻修假体所需填充重建的跨度往往较大，缺损体积亦不乐观，因而，在填充体结构设计上需格外考量。3D 打印个性化、一体化髋关节翻修假体的材质通常为钛合金，即便经镂空结构减重设计，其整体重量仍较大。因此，对合并 B 亚型的缺损，填充体设计思路应由"填充"转变为"连接"，可采用管状、圆台状或椭球状突起结构连接中断的两端。在加工、安装难度允许的前提下，也可利用填充体连接髋臼及坐骨的骨残端。应仔细设计髋臼向髂关节及耻骨上支方向的螺钉的位置及角度，争取各置入 1～2 枚较长的固定螺钉。耻骨内螺钉可适当增粗，以实现骨盆环的连续性重建。

　　对于常规中断性缺损而言，其髋臼杯主体往往处于缺损填充体的中心位置，但对合并 B 亚型者，这一规律并不适用。骨盆环发生中断后，躯体应力会使骨盆发生形变、畸形，若根据健侧旋转中心对称原则，患侧理想旋转中心位置不变，但需要进行填充重建的骨骼中断区却已发生偏移，从而使填充体主体的预期设计位置与髋臼杯的理想设计位置之间出现偏离，需要灵活利用"填充−旋转独立式"的个性化、一体化假体设计原则，即利用假体凸起的缺损填充体连接骨盆环的中断部位，同时，仍将髋臼杯设计在理想的、与健侧对称的旋转中心位置，从而有效地重建了骨盆环的力学连续性，最大程度地确保髋关节功能的恢复。需要指出的是，针对合并 B 亚型缺损的"填充−旋转独立式"假体的设计，应以"填充"为主，"旋转"为辅，即充分利用填充体连接骨盆环缺损中断处，优先考虑利用固定螺钉等方式重

建骨盆环的力学连续。首先，若旋转中心与中断填充区之间的偏离很大，将臼杯主体设计于旋转中心位置会使臼杯与填充体之间有很长的连接区，这不仅使其可能在应力作用下折断，还增大了假体的整体重量，且长连接区使假体形成较大的扭矩力臂，进而在承受躯干重力及奔跑跳跃等带来的应力作用下极易发生假体的扭转、松动、固定螺钉拔脱、折断等，对髋关节功能恢复弊大于利。其次，应结合发生骨盆环中断的时间长短、骨盆环畸形的程度、患者年龄、髋部肌肉挛缩和肢体短缩等，综合判断将臼杯完全设置在理想位置以完全恢复旋转中心的情况下，患者的神经、血管和肌肉能否承受，切口处肌肉和皮肤等能否在无过大张力下缝合，以及术后伤口能否顺利愈合等，并最终确定臼杯设计方案。

在合并 B 亚型缺损时，闭孔钩可被采用，但必须关注闭孔上方骨骼是否完整。如闭孔上方骨骼已缺损，则不建议加设闭孔钩。合并 B 亚型缺损者，往往缺损周围有相对严重的骨骼畸形，残存骨质结构复杂，因此，难以判断髋臼至闭孔上缘的距离（即闭孔钩长度），可以适当采用中等偏长的闭孔钩柱体设计，以确保术中顺利置入闭孔钩。此外，也可采用可调式闭孔钩以方便术中灵活调整。总之，合并 B 亚型缺损者，形态更加复杂、范围更大，往往伴骨骼结构畸形，因此，翻修假体精准定位、安装的难度非常大。闭孔钩可增加稳定性，但并非提供假体稳定的主要结构。原则上，若假体结构设计已相对复杂，预计安装难度较大，则不建议再加设闭孔钩。

在合并 B 亚型缺损的翻修假体设计中，也可设计骶骨螺钉。在条件允许的前提下，宜将髂骨护翼的面积适当扩大，向髂后上、下棘方向适当延伸。在髂骨护翼邻近髂后上、下棘的区域，可以设置骶骨螺钉以连接髂骨护翼与骶骨体。与前述 V 型、A 亚型等不同的是，由于合并 B 亚型缺损者骨骼畸形相对严重，假体定位通常较困难，术中骨骼实际形态很难与术前规划完全一致，因此，设计骶骨螺钉时必须给术者留有充分的操作余地。也应适当增加备选钉孔、适当增大钉孔直径以便于调整置钉角度。入钉路径应设计于远离神经的骨"中央位置"。骶骨螺钉固定可以提供额外的、可靠的半骨盆环连续性应力传导，对已中断的骨盆环具有积极作用。

上述各型髋臼周围骨盆缺损的设计原则见表 2-1。

表 2-1 髋臼周围骨盆缺损常规设计原则总结

	Ⅰ 型	Ⅱ 型	Ⅲ 型	Ⅳ 型	V 型	A 亚型	B 亚型
缺损完整重建	是	否	是	是	是	是	部分
髂骨护翼	无或正常	正常	正常	分散缩小	扩大	扩大	扩大
闭孔钩	否	否	否	是	是	是	酌情
骶骨螺钉固定	否	否	否	否	是	是	是

参考文献

[1] Gwam C U, Mistry J B, Mohamed N S, et al. Current epidemiology of revision total hip arthroplasty in the United States: National inpatient sample 2009 to 2013 [J]. The Journal of Arthroplasty, 2017, 32(7): 2088.

[2] Henckel J, Holme T J, Radford W, et al. 3D-printed patient-specific guides for hip arthroplasty [J]. The Journal of the American Academy of Orthopaedic Surgeons, 2018, 26(16): e342.

[3] Abdelaal O, Darwish S, El-Hofy H, et al. Patient-specific design process and evaluation of a hip prosthesis femoral stem [J]. The International Journal of Artificial Organs, 2019, 42(6): 271.

[4] Haglin J M, Eltorai A E, Gil J A, et al. Patient-specific orthopaedic implants [J]. Orthopaedic Surgery, 2016, 8(4): 417.

[5] Chen A F, Hozack W J. Component selection in revision total hip arthroplasty [J]. The Orthopedic Clinics of North America, 2014, 45(3): 275.

[6] Jones C W, Choi D S, Sun P, et al. Clinical and design factors influence the survivorship of custom flange acetabular components [J]. The Bone & Joint Journal, 2019, 101-B(6_Supple_B): 68−76.

[7] Paprosky W G, Perona P G, Lawrence J M. Acetabular defect classification and surgical reconstruction in revision arthroplasty. A 6-year follow-up evaluation [J]. The Journal of Arthroplasty, 1994, 9(1): 33.

[8] D'Antonio J A. Periprosthetic bone loss of the acetabulum. Classification and management [J]. The Orthopedic Clinics of North America, 1992, 23(2): 279.

[9] Barlow B T, Oi K K, Lee Y Y, et al. Outcomes of custom flange acetabular components in revision total hip arthroplasty and predictors of failure [J]. The Journal of Arthroplasty, 2016, 31(5): 1057.

第三章
Ⅰ型髋臼周围骨盆缺损（髋臼型）个性化翻修假体功能重建策略

【简要病史】

患者男性，52岁。2002年诊断患有左股骨近端软骨肉瘤，行左股骨近端软骨肉瘤切除术＋左股骨近端肿瘤型人工髋关节置换术。2020年12月，突发高热、左髋关节活动受限，经抗菌药物等治疗后好转，但病情反复发作，2021年4月来院就诊。

入院时仅可扶双拐行走，左下肢无法负重，左髋关节活动时疼痛；左髋关节活动严重受限，以屈曲、外展为著；左髋部无红肿、破溃。

【影像学检查】

采集患者骨盆、股骨区域薄层CT数据（图3-1）。

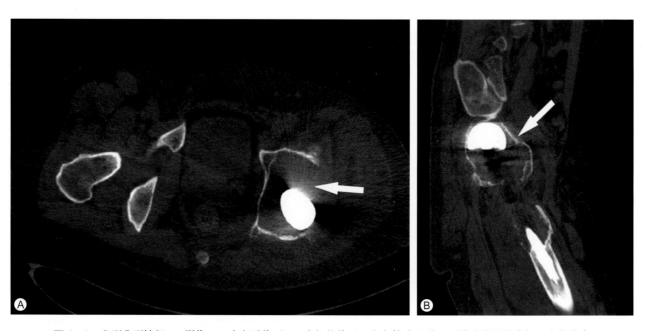

图 3-1 · Ⅰ型典型缺损CT影像。A 为水平截面。B 为矢状截面。白色箭头示髋臼区域大范围骨溶解及膨胀骨壳

采集患者 X 线双下肢全长片，包含骨盆及双下肢（图3-2）。

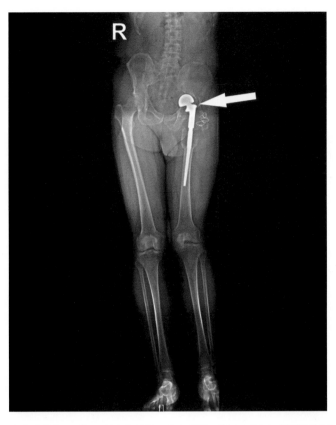

图 3-2 · Ⅰ型典型缺损 X 线双下肢全长片。白色箭头示髋臼区域大范围骨溶解及假体移位

【医工讨论与术前规划】

1. 医工讨论

影像学数据采集后，医工讨论、分析。髋臼杯假体周围见低信号炎性结缔组织包绕，髋臼周围大范围溶解性缺损；内侧有完整骨壳包绕，未穿透髋臼内侧壁（图 3-3）。缺损向上延伸，但未及髂骨翼。坐

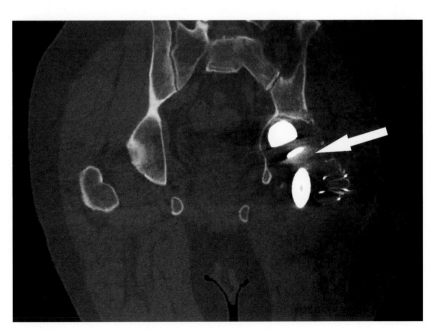

图 3-3 · Ⅰ型典型缺损 CT 影像。白色箭头示髋臼区域大范围骨溶解，但髋臼内侧壁尚未穿透

骨、耻骨区域骨质基本完好，未见骨盆骨骼中断。经医工讨论，确定缺损分型为 I 型。

根据骨盆薄层 CT 扫描数据进行三维重建，医工讨论界定金属伪影区的炎性瘢痕组织与骨骼，逐层划分。患者骨盆 CT 三维重建显示，缺损主要局限于髋臼周围区域，髋臼假体偏心上移。髋臼内侧壁有完整骨壳包绕，未见穿透、断裂及骨盆环中断（图 3-4）。

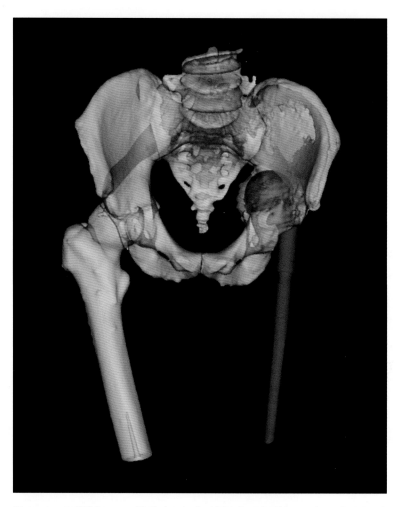

图 3-4 · I 型缺损 CT 三维重建。红色示原臼杯及股骨柄，可见臼杯周围髋臼骨质大范围溶解，臼杯向内上位移，但髋臼内侧壁骨壳尚完整

2. 术前规划

以完整填充、重建髋臼为主，设计个性化、一体化重建假体。患者髋臼缺损范围大，术中需大面积修整骨骼，假体较难与残存骨贴合，需借助个性化安装导板精准定位。股骨柄在位，需术中判定是否松动，定制股骨翻修柄备用。缺损未累及坐骨、耻骨上支及髂骨翼，无髋臼穿透、骨盆环中断，无需于坐骨、耻骨及闭孔处增加特殊设计（如闭孔钩、耻骨护翼等），无需显露坐骨深部及髂骨后上部。

【假体设计原则】

采用经典 I 型缺损翻修假体设计，以类圆形髋臼杯主体＋髂骨护翼模式为主，假体及安装导板的设计如图 3-5 所示。

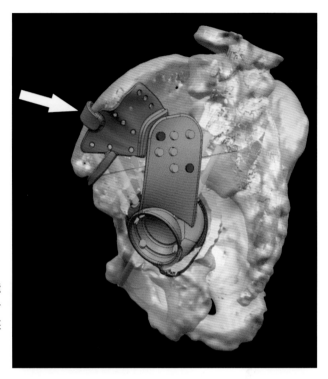

图 3-5 · Ⅰ型典型缺损髋关节翻修功能重建假体设计。利用类圆形臼杯＋髂骨护翼模式完整重建。其中，箭头所指深绿色板状结构为个性化手术安装导板，用以辅助假体精准定位

具体思路为，对照髋臼周围缺损核心区的内表面设计假体的类圆形结构，利用几何差额互配式设计（已申请发明专利）精准拟合与缺损区结构相互贴合的个性化缺损填充体。填充体表面光滑，既为术中安装操作留有空间，又可避免填充体表面凸起接触残余骨质影响安装。填充体与骨骼表面需留出手术操作空间，避免超出髋臼，压迫肌肉及皮下组织，影响术后切口愈合和功能恢复。填充体整体延伸方向需结合手术入路设计。放置翻修假体前，必须去除妨碍安装的异位增生骨、假体周围游离骨片等，需在假体设计方案中标出，并与手术团队充分沟通。

假体的髂骨护翼与类圆形臼杯主体直接相连。鉴于Ⅰ型缺损残存骨量较为充分，无髋臼内侧壁穿透、骨盆环中断等，可采用经典的髂骨护翼设计，即置于髂骨翼中前部的单枚护翼。将假体设计为边角钝圆的类长方形，并应与预定安装部位匹配、贴合（图 3-6）。

3D 打印个性化、一体化假体无需于术中选配组件，骨面修整后可直接安装，因此，轻量化理念在设计中尤为重要。一般依据Ⅰ型缺损个性化翻修假体的标准设计原则，应设计与髋臼周围缺损残存骨面内表面形态贴合的填充体，在填充体与残存骨间留出适当空间，在填充体外表面加设多孔金属骨小梁。本例髋臼缺损空腔体积较大，如完全重建会

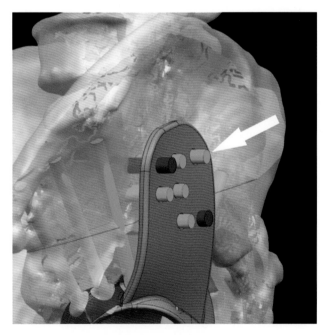

图 3-6 · Ⅰ型典型缺损髋关节翻修功能重建假体设计。箭头所指黄色板状结构为髂骨护翼，其上绿色柱状示松质骨螺钉，红色柱状为锁定螺钉，二者搭配并与臼杯部位的松质骨螺钉交互固定

使髋臼主体过重，不利于术中安装和术后功能恢复。若大幅缩减填充体体积，则假体与残存骨的匹配度差，影响缺损重建的效果及骨-假体界面的骨整合率。综上所述，本例假体最终采用了金属实体纵深支架＋大块多孔金属骨小梁填充体的搭配式设计（图3-7）。

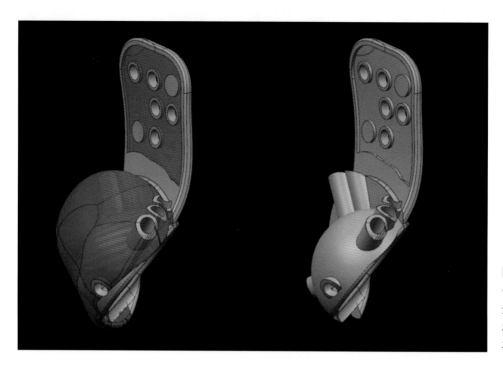

图 3-7 · Ⅰ 型典型缺损翻修假体多孔区设计。图中左侧红色透明区域示金属多孔网状结构。右侧示去除金属多孔网状结构后的金属板

此搭配式设计将缺损填充体由实体打印更换为金属多孔网状结构打印，并在其内部设计纵深支撑支架，按假体植入后骨盆环应力传导的力线调整支架的方向，兼顾假体固定的主要应力传递方向，同时保证形成疏密均匀、有效支撑的多孔网状结构。

对 3D 打印个性化、一体化翻修假体的整体结构进行有限元分析，模拟分析过程可适当简化，但需高效。在必要情况下，应积极进行结构增强、替换、曲面形态调整等处理。本例设计方案经有限元分析显示，假体应力集中部位与预先判定区域基本相同，为已行结构强化区。假体整体严重形变、失效、断裂风险控制较好，力学性能达标（图3-8）。

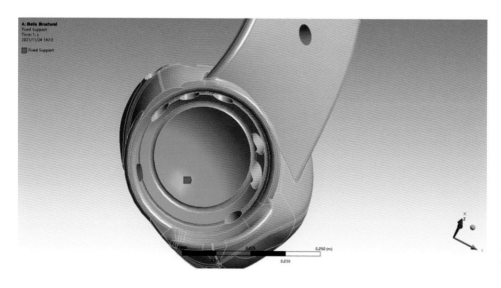

图 3-8 · Ⅰ 型典型缺损翻修假体力学有限元模拟分析。绿色示臼杯内表面向下肢直接传导应力载荷的主要区域

（1）站立状态下整体形变的初步仿真模拟（图3-9）。

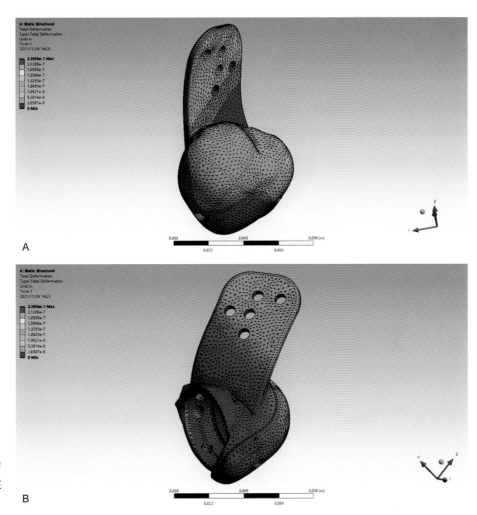

图3-9·Ⅰ型缺损翻修假体力学有限元整体形变模拟。显示在生理载荷下，假体形变程度低

（2）站立状态下应力集中的初步仿真模拟（图3-10）。

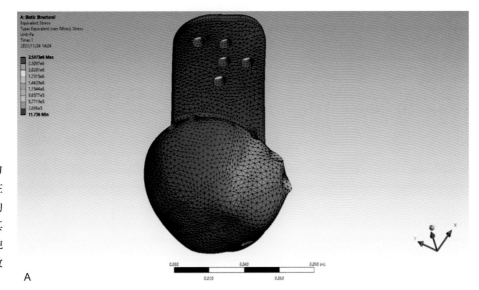

图3-10·Ⅰ型缺损翻修假体力学有限元应力分布模拟。显示在生理载荷下，假体应力分布均匀，无严重应力集中现象。其中，应力稍高区域均为宽厚圆钝的结构强化区，假体断裂、失效风险低

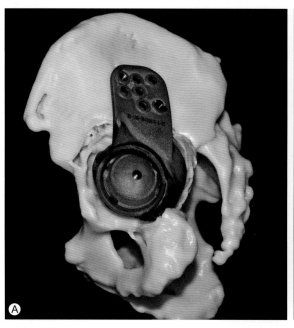

图 3-10（续）· I 型缺损翻修假体力学有限元应力分布模拟。显示在生理载荷下，假体应力分布均匀，无严重应力集中现象。其中，应力稍高区域均为宽厚圆钝的结构强化区，假体断裂、失效风险低

【手术模拟】

在假体加工完成，交付医疗机构消毒前，可进行手术模拟。使用 3D 打印制备的 1:1 个性化骨盆模型与假体原件进行手术模拟，安装效果如图 3-11 所示。

模拟手术结果表明，假体填充体结构适配，假体与残存骨骼对位良好，护翼与髂骨翼面贴合程度适当。模拟手术安装过程中，在模型上划分、界定、去除术前规划必须去除的异位增生骨、周围游离骨片等结构。去除上述结构后，髋臼周围缺损形态显露清晰，假体定位及安装顺利。

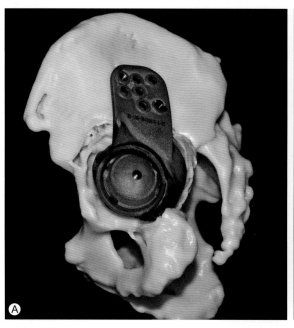
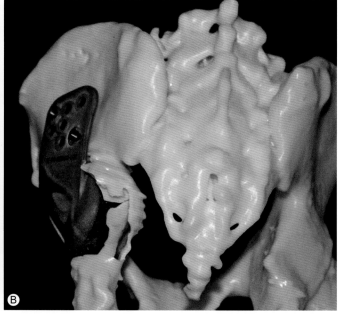

图 3-11 · I 型缺损假体翻修术前手术模拟。其中，白色结构为 3D 打印的个性化三维立体病损模型，中央部位银灰色结构为 3D 打印个性化、一体化髋关节翻修功能重建假体。显示假体与髋臼缺损区域在前、后、上、下四个方向上均良好适配

【手术治疗】

采用改良 SP 手术入路，彻底清除手术区内炎性肉芽组织，显露髋关节，脱出股骨头，取出失效的髋臼假体，修整骨表面。在利用 3D 打印个性化安装导板定位下，顺利、精准安放 3D 打印个性化、一体化假体于术前规划位置，判定放置位置、角度满意后，依次置入螺钉，予以坚强固定。术中判定股骨柄固定牢靠，予以保留。手术过程如图 3-12～图 3-16 所示。

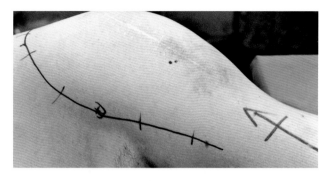

图 3-12 · Ⅰ型缺损手术影像。显示患侧髋关节肿胀、变形

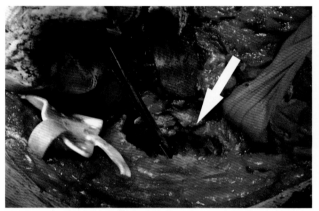

图 3-13 · Ⅰ型缺损手术影像。白色箭头示髋臼区域大范围骨溶解性病损

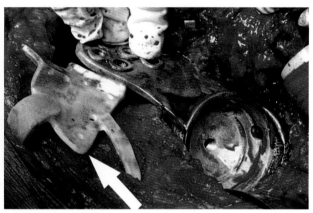

图 3-14 · Ⅰ型缺损手术影像。白色箭头示 3D 打印个性化手术安装导板

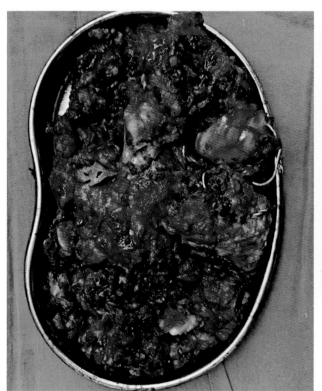

图 3-15 · Ⅰ型缺损手术影像。术中取出大量残余内植物、炎性瘢痕组织、死骨

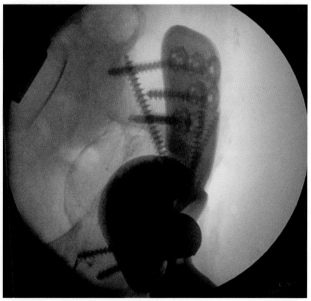

图 3-16 · Ⅰ型缺损术中 X 线影像

【术后影像学评估】

术后 CT 示假体位置准确（图 3-17）。

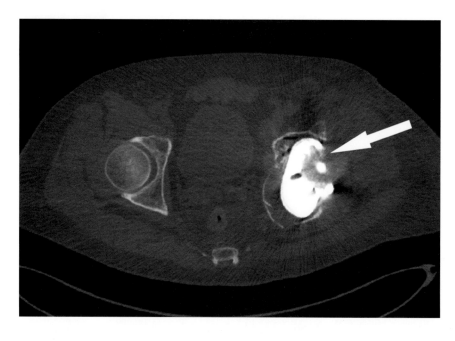

图 3-17·Ⅰ型缺损髋臼假体翻修及功能重建术后 CT 影像。白色箭头示假体精准植入缺损部位，与术前规划高度吻合

术后采集骨盆薄层 CT 数据，利用三维立体位置评价法对假体的实际安装位置和角度进行立体评估。结果表明，假体安装位置、角度与术前规划一致，假体与周围骨骼固定良好；假体位置偏移较小，安装角度与术前规划基本符合（图 3-18）。

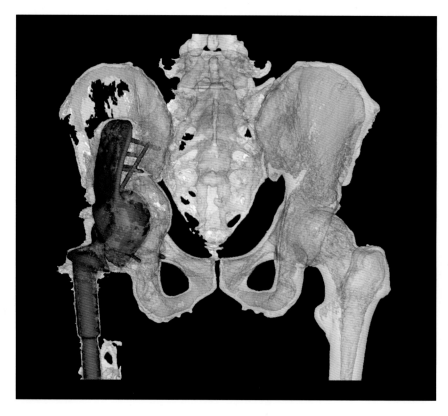

图 3-18·Ⅰ型缺损假体翻修术后 CT 三维重建立体评估。其中，红色示 3D 打印的个性化、一体化翻修功能重建假体。显示假体安装准确，与术前规划高度吻合

【临床随访】

术后伤口愈合良好，髋关节疼痛明显缓解，积极进行髋关节功能康复训练。

【创新观点】

Ⅰ型髋臼周围骨盆缺损的个性化、一体化假体翻修及功能重建的治疗过程中，需特别关注如下几点。

（1）几何差额互配式填充体设计：Ⅰ型髋臼周围骨盆缺损的假体翻修及功能重建以填充缺损为核心。填充体需在结构上与缺损残存骨表面基本适配，在形态上将缺损空腔基本填充，但留出术中安装、调整的空间。兼顾精准匹配及适度简化是3D打印个性化、一体化翻修假体的设计难点，也是几何差额互配式翻修假体设计法的最大优势。

（2）实体纵深支架搭配式轻量化设计：尽管Ⅰ型髋臼周围骨盆缺损局限于髋臼周围区域，但纵深较大、空腔整体形态饱满。因此，假体既需填充缺损，又要避免过重，给医工设计带来挑战。采用金属实体纵深支架＋大块多孔金属网状填充体的搭配式的设计理念，可制备区域填充完整、形态结构适配、整体重量较轻的个性化、一体化翻修假体。

（3）利用三维坐标系立体性评估术后假体位置：术后采集X线、CT数据，借助术后对假体及骨盆的精准三维重建、结构修整、位置配准和坐标系计算，在三维立体空间上获得了假体水平、垂直方向上精确的位移数据，以及假体安装位置与术前规划之间实际的立体性角度偏差，提高了假体位置评估的可靠性、客观性、准确性。

（4）患者差异性和临床普适性之间的取舍：髋臼周围骨盆缺损分型系统指导下的假体翻修及功能重建以个性化治疗理念为基础，注重患者个体之间的差异性，且不仅重点考虑了患者的差异性，还考虑了与临床实际工作的普适性。在根据患者特殊的骨骼结构进行良好匹配设计的同时，也需要考虑调配、准备其他配套标准部件，如臼杯内衬、股骨球头、固定螺钉和股骨柄等耗材的难易性和及时性。此外，还要考虑加工、生产时，假体结构、尺寸上的特殊改变的可行性、便捷性，以及钻孔和取出失效假体，定位、安装翻修假体等过程中，相关配套工具的可获得性与完备性等。只有兼顾患者差异性和临床普适性，才能很好地实现个性化翻修治疗。

第四章

Ⅱ型髋臼周围骨盆缺损（坐骨型）个性化翻修假体功能重建策略

【简要病史】

患者女性，73岁。曾因右髋关节关节炎行右人工全髋关节置换术，术后髋臼杯松动移位，再行髋臼后壁及后柱假体翻修，放置内固定钢板一枚，翻修术后髋臼仍松动内移。入院时须扶拐，患肢无法负重行走。体格检查见左髋关节活动受限，以外展为著；右髋部无红肿、破溃。

【影像学检查】

采集患者骨盆、股骨区域薄层CT数据（图4-1）。

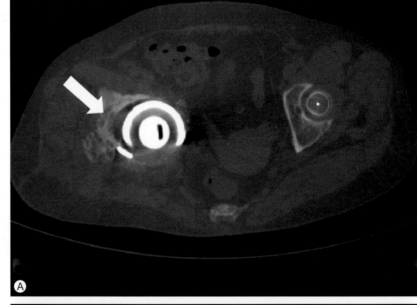

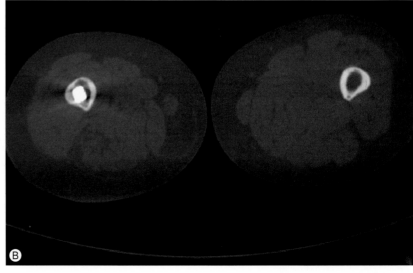

图4-1·Ⅱ型缺损术前CT。A为髋臼水平截面。B为股骨上段水平截面。白色箭头示髋臼区域大范围骨溶解及膨胀骨壳

采集患者 X 线双下肢全长片，包含骨盆及双下肢（图 4-2）。

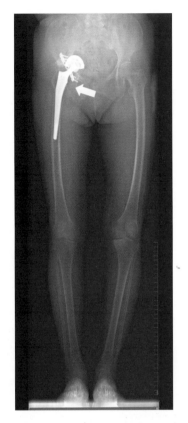

图 4-2 · Ⅱ型典型缺损 X 线双下肢全长片。白色箭头示髋臼和坐骨区域大范围骨溶解，假体明显移位

【医工讨论与术前规划】

1. 医工讨论

影像学显示，右侧髋臼假体周围见骨溶解、缺损，缺损向上方延伸但未累及髂骨翼，坐骨受累严重，耻骨上支亦未受累（图 4-3）。髋臼内侧壁断裂畸形可能已穿透。初步确定分型为Ⅱ型。

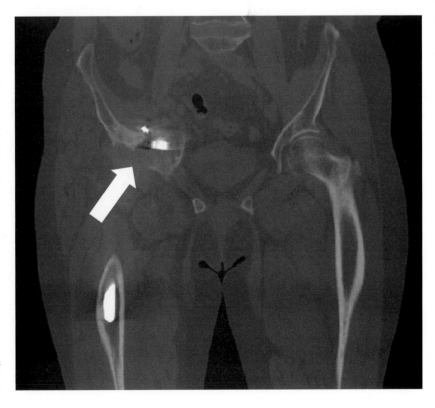

图 4-3 · Ⅱ型典型缺损 CT 影像。白色箭头示髋臼区域大范围骨溶解

　　根据骨盆 CT 扫描数据进行三维重建，对骨缺损范围、金属伪影区的炎性瘢痕组织等进行逐层划分。由于置入钢板固定于髂骨翼及坐骨支，因此，两处骨骼受金属伪影干扰较明显。但髂骨翼及坐骨支为本型病例个性化、一体化翻修假体结构设计及提供力学稳定的核心区域，因此，针对两处骨骼进行了复核、讨论，最终骨盆三维重建结构见图 4-4。

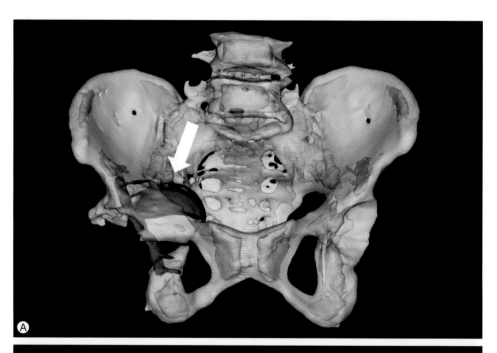

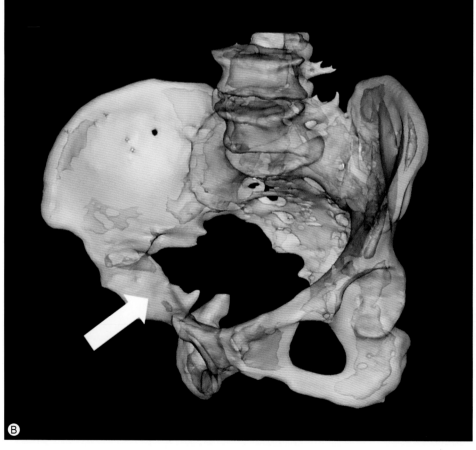

图 4-4 · Ⅱ 型典型缺损 CT 三维重建。红色示原臼杯及钢板，箭头示臼杯周围及坐骨大范围缺损，臼杯移位

骨盆 CT 三维重建显示，假体周围骨缺损主要累及髋臼、坐骨；其中，坐骨缺损体积大、范围广（图 4-5）。髋臼杯明显向内上方移动并脱离固定钢板位置，髋臼缺损以内侧，即髂骨翼以下，坐骨支及耻骨上支以上的内壁为主，符合髋臼穿透标准。髋臼缺损向髂骨方向延伸，但范围较小。耻骨未见明显缺损及骨盆环中断。最终确定缺损分型为ⅡA型。

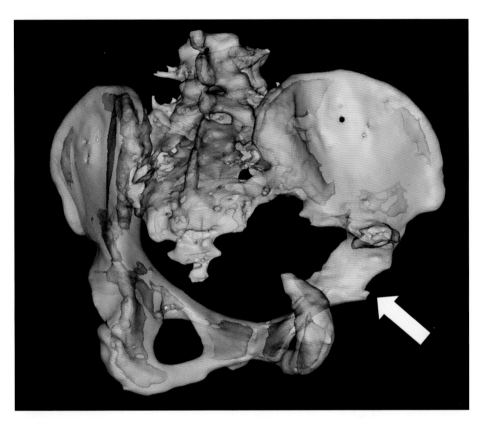

图 4-5 · Ⅱ型典型缺损 CT 三维重建。箭头示坐骨区域大范围缺损

2. 术前规划

基于Ⅱ型髋臼周围骨盆缺损（坐骨型）重建的基本原则，以髋臼重建为主，但鉴于本病例合并有髋臼内侧壁穿透，髋臼内侧为髋臼杯主体部件提供的固定强度减弱，因而，宜选择"部分重建"坐骨区域的设计，即填充部分坐骨缺损，为髋臼主体提供力学支撑。髋臼内侧壁基本缺失，植入假体时缺少骨性定位标志，难以精准安装，需设计个性化安装导板辅助定位。

【假体设计原则】

基于经典的Ⅱ型缺损翻修假体设计原则，考虑到髋臼内侧壁的穿透性缺损及骨盆整体生物力学性能，采用"部分重建"坐骨的个性化、一体化假体设计，以类圆形髋臼杯＋髂骨护翼为主，辅以重建部分坐骨的个性化填充体。坐骨填充体上加设 1 枚坐骨护翼，为髋臼杯主体提供额外的力学支撑（图 4-6）。

具体思路为个性化、一体化翻修假体的臼杯主体部件为类圆形，鉴于本例髋臼周围骨缺损范围大且穿透，完全填充骨缺损既非必要，又会增加手术难度，因此，仅为髋臼周围相对重要的缺损部分设计匹配的填充体。在结构上，应舍去不涉及应力传导、对假体固定作用不大的区域，仅重建力学匹配相对重要的关键区域。对本例而言，关键区域为髋臼上方与髂骨的交界区，因此，应于此处设计形态匹配的类圆形髋臼填充体，其余部位予以"部分重建"，最大程度地控制重建假体的总体积及重量（图 4-7）。

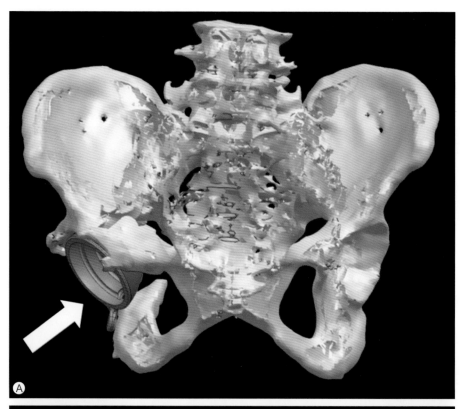

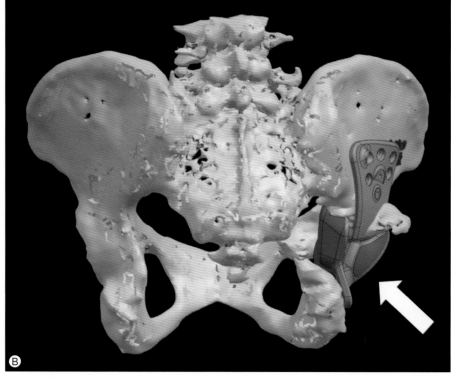

图 4-6 · Ⅱ 型典型缺损髋关节翻修功能重建假体设计。箭头示个性化一体化假体重建髋臼和坐骨缺损

　　原则上 Ⅱ 型髋臼周围骨盆缺损翻修假体不需要特殊的护翼设计，但鉴于本例合并 A 亚型，因此，最终采用了髂骨护翼设计（图 4-8）。本例中的护翼增设了至骶髂关节及骶骨方向的螺钉，力求初始固定良好。

　　"部分重建"的坐骨填充体，是本例翻修假体的特征性设计结构。在 Ⅱ 型髋臼周围骨盆缺损翻修功能重建假体的设计原则中，权衡设计加工、手术显露、安装定位等的复杂性及困难程度，一般不重建坐

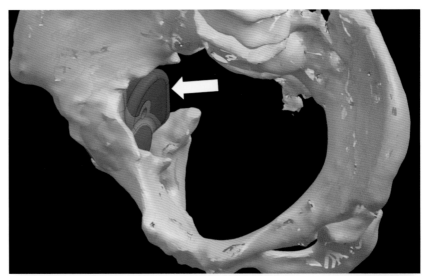

图 4-7 · Ⅱ型典型缺损髋关节翻修功能重建假体设计。箭头示个性化、一体化坐骨填充体

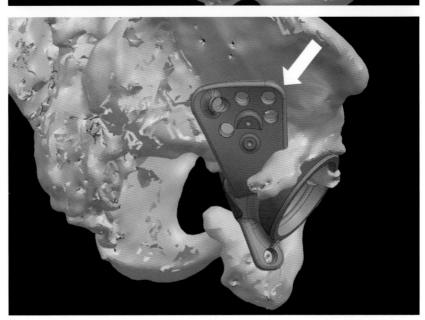

图 4-8 · Ⅱ型典型缺损髋关节翻修功能重建假体设计。箭头示个性化、一体化髂骨护翼设计

骨缺损；但在具体工作中，医工团队还须根据患者的特殊情况灵活地调整、取舍。对本例而言，尽管其符合Ⅱ型，即"坐骨型"缺损，但同时兼有髋臼内侧壁穿透（A亚型），因此，整体设计原则可以适当调整。最终，从力学强度、加工难度、手术操作等多方面考虑，本例采用了"部分重建"的坐骨填充体设计。在表面结构上，坐骨填充体与坐骨残余骨结构大致匹配，但未完整重建坐骨。填充体下端延伸出坐骨护翼 1 枚，固定于下方的坐骨残端，从而在坐骨方向为髋臼杯主体提供了力学支撑；也确保了髋臼内侧壁缺失后假体的整体力学稳定（图 4-9）。

因坐骨部位深、显露难，在骨骼表面进行假体和螺钉的定位、安装操作尤为困难，须反复斟酌固定螺钉的部位和角度。经反复医工讨论，最终选择在相对方便置入螺钉的坐骨前上方设计坐骨护翼，在与手术操作视野方向一致的髋臼方向设计多个螺钉。鉴于坐骨下方及内侧有诸多肌肉、肌腱附着，以及神经、血管等，坐骨护翼螺钉不宜设计得过长。此外，髂骨护翼上也增设多枚向骶髂关节及骶骨的长固定螺钉，为髋臼内侧壁缺损填充体提供力学支撑。

有限元仿真模拟可为医工团队评估个性化、一体化髋关节翻修假体的设计提供结构优化的思路。经

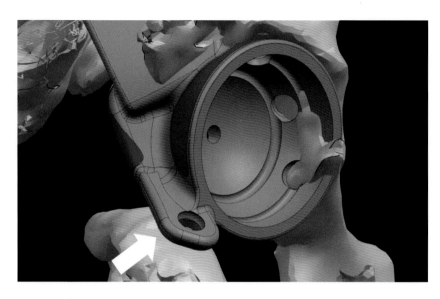

图 4-9 · Ⅱ型典型缺损髋关节翻修功能重建假体设计。箭头示个性化、一体化坐骨护翼设计

反复改进，最终，翻修假体结构力学模拟结果如图 4-10、图 4-11 所示，可见假体应力集中不明显，高应力均分布于预先设计强化之部位，有效降低了假体断裂及严重形变的可能。

（1）站立状态下整体形变的初步仿真模拟（图 4-10）。形变主要集中在填充体宽厚的部位，为结构加强区，断裂及严重形变风险很小。本假体相对薄弱的坐骨护翼区域，已予结构优化与加强，在站立负荷下形变较小，有效降低了断裂风险。

（2）站立状态下应力集中的初步仿真模拟（图 4-11）。通过结构优化性设计，最终使形态上相对薄弱的坐骨护翼区域无明显应力集中，在力学负荷下断裂和严重形变风险很低。

【临床随访】

术后伤口愈合佳，无感染等并发症。术后遵医嘱积极行髋关节功能康复训练，步态显著改善，患髋疼痛明显减轻。

【创新观点】

Ⅱ型髋臼周围骨盆缺损的个性化、一体化假体翻修及功能重建的治疗过程中，需特别关注以下几点。

（1）灵活的坐骨"部分重建"式设计：不常规重建坐骨，既是Ⅱ型髋臼周围骨盆缺损翻修假体设计的基本原则之一，也是权衡坐骨部位解剖特征、生物力学特性、显露难度、操作复杂度等因素，并经临床验证得出的结论。但在医工交互中，根据患者个性化的疾病特质，既要遵守不同分型缺损的设计规范，又需适时地进行调整。由于本例髋臼内侧壁大范围缺损，在髋臼内侧区，假体的力学性能不稳定，因此，本例在坐骨缺损部位设计了"部分重建"的坐骨填充体，同时加设坐骨护翼，从而实现了假体力学稳定的最大化。

（2）特殊结构的取舍：在髋臼周围骨盆缺损个性化、一体化翻修假体设计过程中，可根据具体情况加设"夹持型"填充体、闭孔钩、骶骨固定螺钉、增大型髂骨护翼等特殊结构，以优化力学性能，确保假体长期稳定；但需综合考虑生产加工、手术显露、定位安装等过程中的困难等因素。

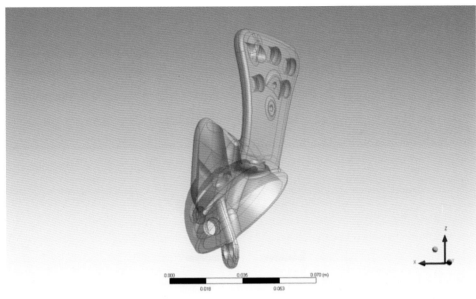

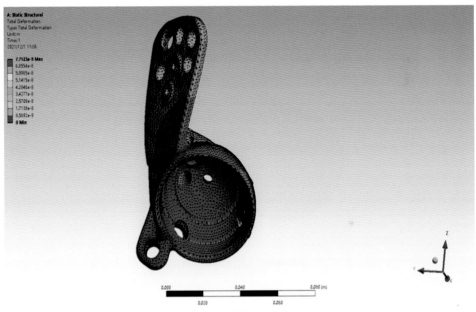

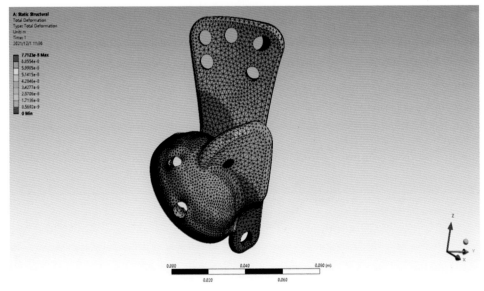

图 4-10 · Ⅱ型典型缺损翻修假体力学有限元整体形变模拟。显示在生理载荷下，假体形变程度低

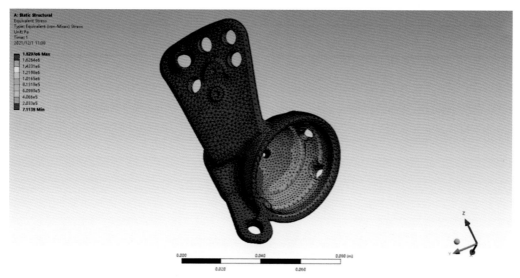

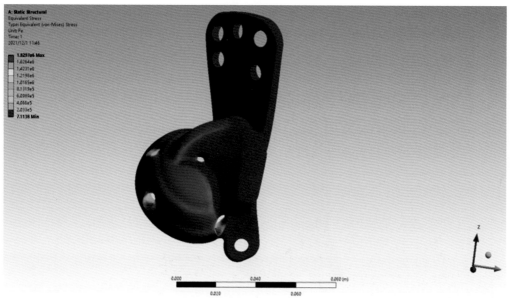

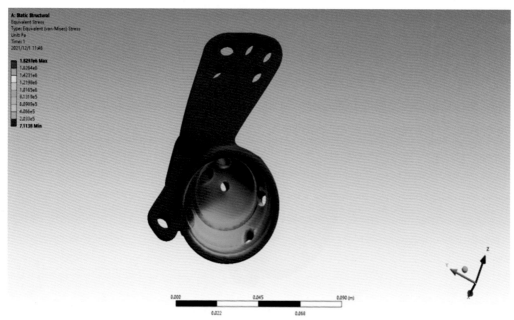

图 4-11 · Ⅱ 型典型缺损翻修假体力学有限元应力分布模拟。显示在生理载荷下，假体应力分布均匀，无严重应力集中现象

第五章

Ⅲ型髋臼周围骨盆缺损（耻骨型）个性化翻修假体功能重建策略

【简要病史】

14年前，患者由床上坠地导致右股骨颈骨折，行右股骨颈骨折内固定术，手术后效果不佳，跛行明显。术后2年，诊断为右股骨头坏死，行右人工全髋关节置换术。2年前，出现右髋关节疼痛。现跛行明显，髋关节活动后疼痛加重。

【影像学检查】

采集患者骨盆、股骨区域薄层CT数据（图5-1）。

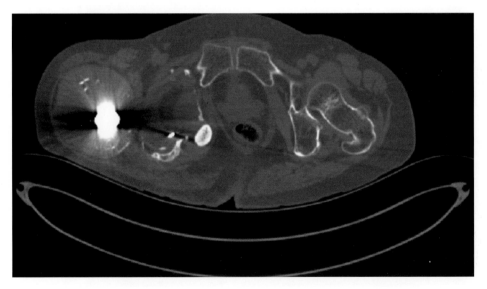

图 5-1 · Ⅲ型典型缺损CT影像。显示髋臼及耻骨上支区域大范围骨溶解

【医工讨论与术前规划】

1. 医工讨论

逐层分析患者影像学数据发现，右髋关节假体较对侧股骨头上移，髋臼与髂骨移行区稍受累及，耻骨溶解、缺损，周围见增生性骨壳，坐骨骨骼基本完好（图5-2）。

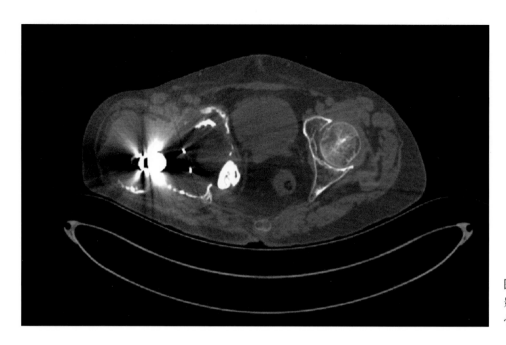

图 5-2 · Ⅲ型典型缺损CT影像。显示髋臼周围大范围骨缺损及膨胀骨壳

医工团队依据骨盆薄层CT扫描数据，区分正常结构与病变骨骼、炎性组织及金属内植物，三维重建骨盆结构如图 5-3 所示。

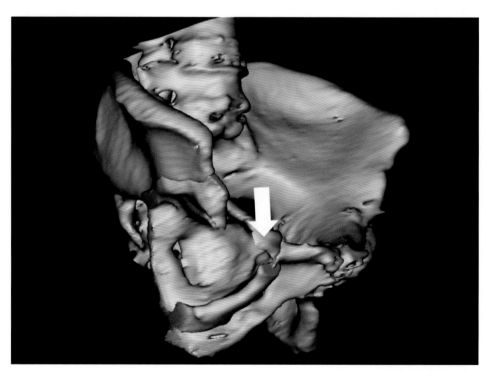

图 5-3 · Ⅲ型典型缺损CT三维重建。箭头示耻骨上支近髋臼处严重缺损及膨胀骨壳

CT三维重建显示（图 5-4），缺损主要累及髋臼周围及耻骨；髋臼假体稍有偏心上移，但未对髂骨造成明显破坏。髋臼内侧壁骨溶解明显，臼杯内移并于内侧形成增生性骨壳，无明显穿透。耻骨方向上髋臼骨溶解明显，溶解区域周围形成增生性骨壳。坐骨略有缺损，但坐骨结节骨骼基本完整。

患侧骨盆未见断裂及骨盆环中断。闭孔上缘骨质受累，丧失正常解剖形态（图 5-5）。经医工团队讨论，确定本例为Ⅲ型缺损。

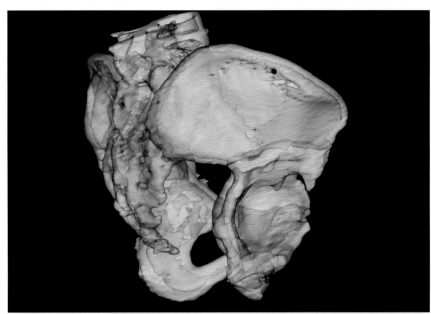

图 5-4 · Ⅲ型典型缺损 CT 三维重建。显示髋臼及耻骨缺损，而坐骨区结构尚可

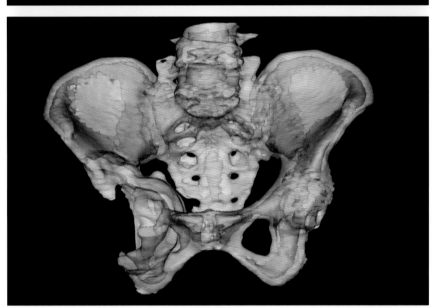

图 5-5 · Ⅲ型典型缺损 CT 三维重建。显示髋臼及耻骨缺损

2. 术前规划

本例以髋臼及耻骨缺损为主，无髋臼内侧壁穿透及骨盆环中断，故按照经典的Ⅲ型缺损治疗原则，对耻骨缺损进行完整重建。患者耻骨缺损若位置较深，骨骼修整难度较大，术前预判假体位置尤为重要，应予个性化安装导板辅助定位。坐骨及髂骨均有轻度缺损，但未累及坐骨结节及髂骨翼，术中无须显露坐骨及髂骨后上部。耻骨缺损范围较大，但未邻近耻骨联合，以重建近髋臼处的耻骨缺损为主。闭孔上缘骨溶解较严重，已丧失正常解剖结构，因而无需设计闭孔钩。

【假体设计原则】

本例采用经典的Ⅲ型翻修假体设计，即以类圆形臼杯主体＋类圆形耻骨缺损填充体为主。鉴于髋臼缺损与耻骨缺损周围骨壳连续，故将耻骨填充体与髋臼主体融合，以提高假体的力学强度，并便于术中安装。假体与安装导板设计如图 5-6 所示。

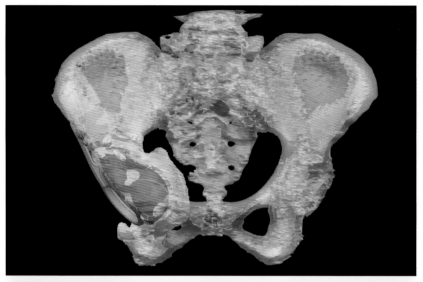

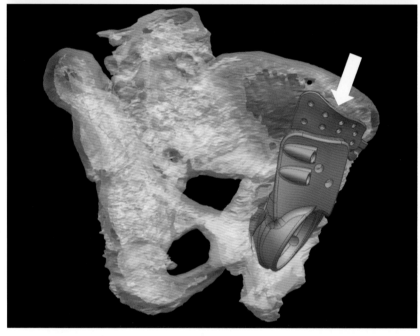

图 5-6 · Ⅲ型典型缺损髋关节翻修功能重建假体设计。利用类圆形臼杯主体＋类圆形耻骨缺损填充体实现完整重建。其中，箭头所指深绿色板状结构为个性化手术安装导板，用以辅助假体精准定位

　　在具体设计上，该例个性化、一体化翻修假体的缺损填充体主要位于髋臼周围及耻骨区。其中，髋臼周围填充体为类圆形；耻骨填充体设计应选择几何差额互配法，精准重建缺损区形态，并利用计算机拟合最适配的填充体结构。经医工讨论，对耻骨与髋臼填充体做钝圆过渡处理，以增加假体-骨接触面积及填充体与缺损结构的匹配度，并简化安装（图 5-7）。

　　髂骨受骨溶解累及较轻，且不伴有内侧壁穿透、骨盆环中断等，原则上无增大髂骨护翼的必要。本例最终采用标准个性化、一体化翻修假体的髂骨护翼设计，形态为边角钝圆的类长方形（图 5-8）。

　　需要指出的是，因为采用了钝圆过渡髋臼主体填充体与耻骨填充体的设计方式，这在增加填充体-骨缺损匹配度的同时，也使填充体整体体积增大，因此，有必要对假体进行减重处理。采用实体纵深支架搭配式轻量化设计，去除填充体表面多孔网状结构层，替换为大块多孔网状支架区块，内部搭配纵深设计的实体结构"支架"，并根据假体植入后的应力传导方向予以调整，且应在钉道等重要结构预防塌陷强化设计（图 5-9）。

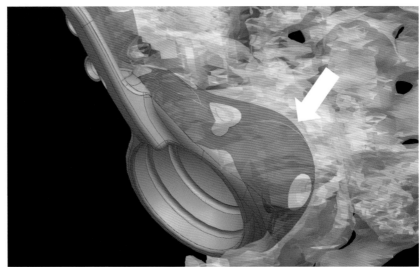

图 5-7 · Ⅲ型典型缺损髋关节翻修功能重建假体设计。白色箭头示个性化缺损填充体，精准适配骨缺损结构

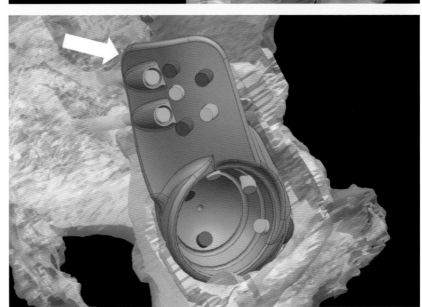

图 5-8 · Ⅲ型典型缺损髋关节翻修功能重建假体设计。白色箭头示髂骨护翼，为标准型护翼，即边角钝圆的类长方形

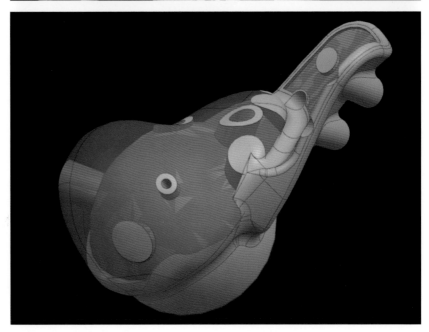

图 5-9 · Ⅲ型典型缺损髋关节翻修功能重建假体设计。红色透明区域示大块多孔网状支架区块

经有限元分析，依分析结果实时调整、优化，尤其是在填充体曲面、髂骨护翼与臼杯移行处、钉孔等部位进行调整，确定最终设计方案。经有限元分析表明，最终，假体应力集中区域与预定区域基本一致，均位于结构强化区；假体整体没有严重形变风险区域，耻骨填充体远端形变程度稍大，已通过优化远端结构设计调整。假体整体失效、断裂风险控制良好，生物力学综合性能达标。

（1）站立状态下整体形变的初步仿真模拟（图 5-10）。

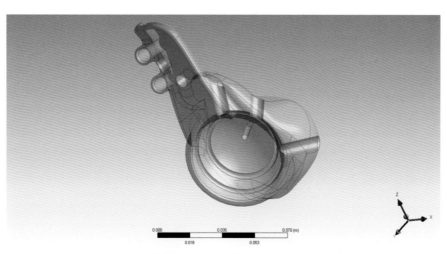

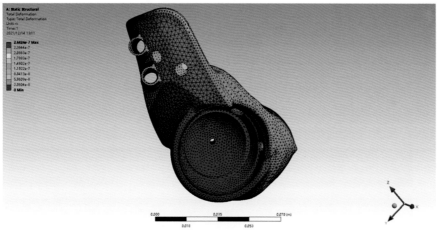

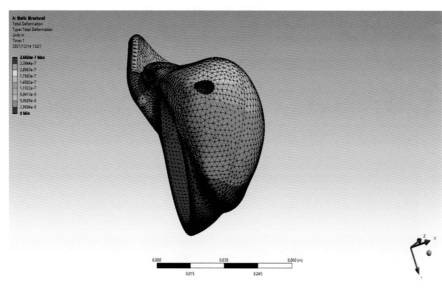

图 5-10 · Ⅲ 型典型缺损翻修假体力学有限元整体形变模拟。显示在生理载荷下，假体形变程度低

（2）站立状态下应力集中的初步仿真模拟（图5-11）。通过结构优化，假体无明显的形变高风险区，应力集中不明显，耻骨填充体远端形变程度稍大（已强化），有效地控制了形变下假体局部断裂的风险。

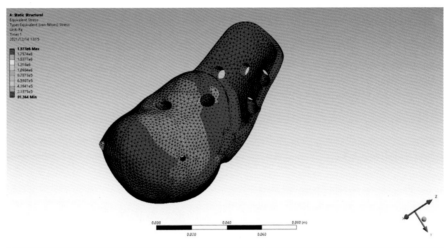

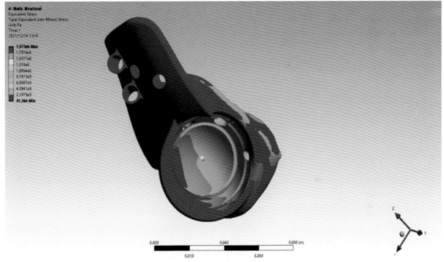

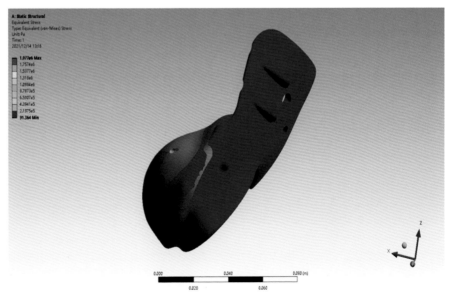

图 5-11·Ⅲ型典型缺损翻修假体力学有限元应力分布模拟。显示在生理载荷下，假体应力分布均匀，无严重应力集中现象。其中，应力稍高区域均为宽厚圆钝区或臼杯中心处的结构强化区，假体断裂、失效风险低

【手术治疗】

采用改良 SP 手术入路，术中清除髋关节周围炎性肉芽组织并显露内移的髋关节。取出髋臼杯假体，修整臼杯周围残存骨质内表面。安放 3D 打印个性化安装导板，并依其精准定位个性化、一体化假体安放位置，确切植入翻修假体，并朝耻骨、髋臼、髂骨等方向置入螺钉予以固定。

【临床随访】

术后伤口愈合好。经积极康复训练，髋关节功能恢复良好。疼痛明显缓解，跛行改善，生活质量显著提高。

【创新观点】

Ⅲ型髋臼周围骨盆缺损的个性化、一体化假体翻修及功能重建的治疗过程中，需关注如下几点。

（1）填充体总体积的综合评价：形态适配、结构繁简得当的填充体，是 3D 打印个性化、一体化髋关节翻修假体结构设计的核心之一。通常在对髋臼、髂骨、耻骨及坐骨等骨缺损内表面评价后，分别设计缺损填充体，最终对不同区块的填充体进行整合。在体积评价过程中，不仅要评估填充体打印后的总重量，还需要综合考量患者的性别、年龄、体型等，得出确切的最终意见。对于男性、体型较高大的患者，或者年龄较小、骨骼质量较好的患者，即使假体整体重量稍大，其骨盆亦可较好地保持、固定；而对于老年、骨质疏松，或体型较小的患者，即使是中等偏大甚至中等体积的假体，也会对其骨盆造成较大的负担，从而影响假体的长期生存及患者的功能恢复。此外，填充体在横、纵方向的分支距离也是填充体体积评价的重要考量因素，对于总重量不大但横、纵方向分支距离很大的假体，其"等效体积"相对变大，即在假体安装过程中与周围骨骼发生碰撞的"体积"变大。这种情况下，不能因其实际重量不大而认定其体积综合评价达标，而是需要与医疗团队沟通，判断其"等效体积"对治疗的影响，并在必要的情况下缩减体积和改良结构。

（2）不同区域填充体间的过渡：不同分型的骨盆缺损的生物力学及解剖学上特点不同，因此，相对应的填充体设计理念亦不尽相同。在设计完各个区域的填充体后，可以进一步评估填充体之间过渡区的处理。若不同区域的填充体在空间结构上连续，移行处完整，则可在填充体间做过渡处理，以便增加填充体与缺损的适配度，以及假体的整体力学稳定。

第六章
Ⅳ型髋臼周围骨盆缺损（髂骨型）个性化翻修假体功能重建策略

【简要病史】

患者女性，左髋疼痛伴跛行近 5 年，长期扶拐行走，负重或运动后疼痛加重，弃拐行走 100 米髋关节即疼痛难忍。左髋屈髋明显受限，无法独立穿鞋、袜等，弃拐不能独立上下楼梯。

【影像学检查】

术前采集了骨盆和股骨区域的薄层 CT 数据（图 6-1）。

术前采集患者 X 线片，包含骨盆及股骨下段（图 6-2）。

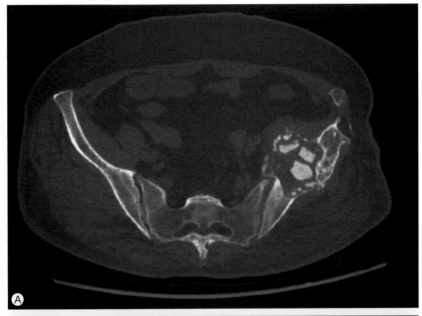

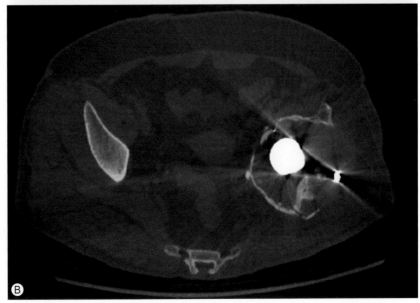

图 6-1 · Ⅳ型典型缺损 CT 影像。A 为髂骨水平截面。B 为髋臼水平截面。C 为股骨水平截面。显示髋臼及髂骨大范围骨缺损

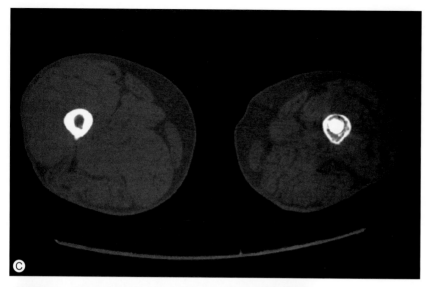

图 6-1（续）· IV 型典型缺损 CT 影像。A 为髂骨水平截面。B 为髋臼水平截面。C 为股骨水平截面。显示髋臼及髂骨大范围骨缺损

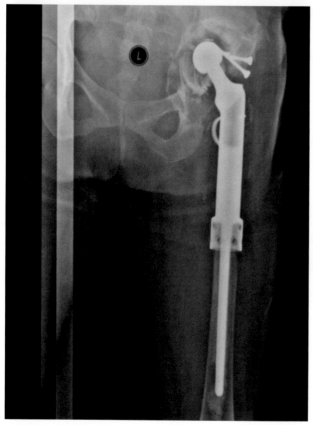

图 6-2 · IV 型典型缺损 X 线片。显示髋臼及髂骨缺损，假体移位

【医工讨论与术前规划】

1. 医工讨论

对骨盆薄层 CT 逐层分析发现，髋臼周围骨溶解导致的骨缺损严重，主要累及髂骨（图 6-3）。靠近髋臼的髂骨，骨结构几乎消失，由溶解游离骨块、异位增生骨壳及炎性瘢痕取代。髋臼及髂骨区域缺损内侧骨壳完整，无明显穿透。耻骨及坐骨未见明显骨缺损，未见骨盆环中断。

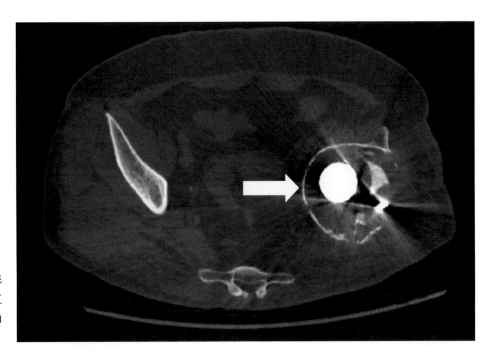

图 6-3 · Ⅳ型典型缺损 CT 影像。白色箭头示髋臼及髂骨区域大范围骨溶解，但内侧壁尚未穿透

经医工讨论，逐层划分，界定 CT 影像中的金属伪影、炎性瘢痕组织、骨骼，并进行三维重建，见图 6-4。

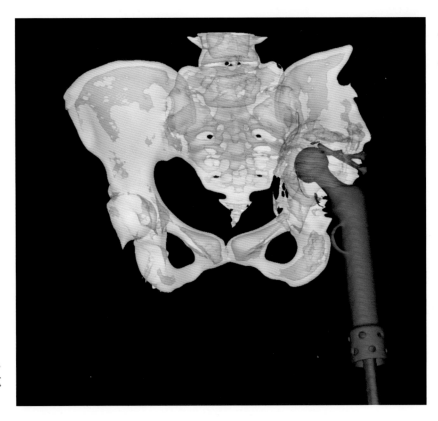

图 6-4 · Ⅳ型典型缺损 CT 三维重建。红色示假体，可见髋臼及髂骨区域大范围缺损，但闭孔上方骨骼尚完整

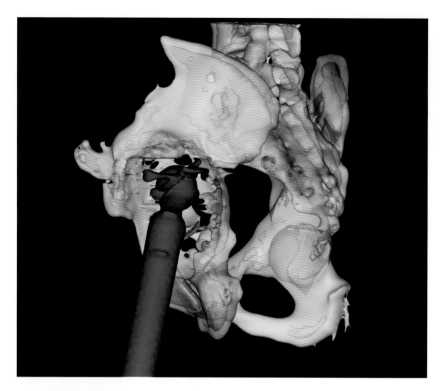

图 6-4（续）· IV 型典型缺损 CT 三维重建。红色示假体，可见髋臼及髂骨区域大范围缺损，但闭孔上方骨骼尚完整

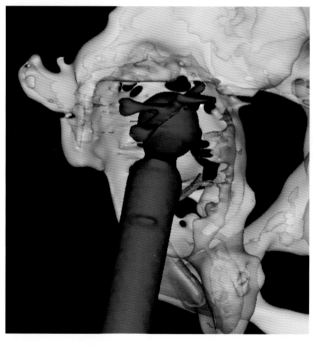

图 6-5 · IV 型典型缺损 CT 三维重建。红色示假体，可见髋臼及髂骨区域大范围缺损

缺损范围较大，主要累及髋臼及髂骨区域。髋臼内侧壁见类圆形骨壳，厚度不一（图 6-5）。经医工讨论认为，内侧骨壳完整、连续、无穿透，未见骨骼断裂及骨盆环中断，坐骨及耻骨无受累。需要指出的是，髋臼下方的闭孔上缘骨结构尚完整，为闭孔钩的加设及安装提供了条件。左髋内有金属假体及聚乙烯内衬等残留，患侧旋转中心明显上移。最终评定本例为 IV 型缺损。

2. 术前规划

缺损范围较大，主要累及髂骨区域，对髋关节假体整体力学的稳定性影响较大，对股骨头-髋臼杯-髂骨-骶髂关节-骶骨这一应力传导途径必须予以确切的力学重建。髂骨经修整后应与翻修假体匹配牢固，以确切传导应力，因而，假体安放位置尤为关键，须按手术规划设计个性化安装导板，辅助精准安放。如前所述，本例未合并髋臼内侧壁穿透、骨盆环中断等，故术中无需显露坐骨深部，但鉴于髂骨缺损且闭孔上缘骨结构完整，应加设闭孔钩。

【假体设计原则】

根据经典 IV 型翻修假体设计原则，采用类圆形髋臼杯主体 + 髂骨缺损填充体 + 髂骨护翼设计，辅以闭孔钩，同时设计安装导板辅助安装（图 6-6）。

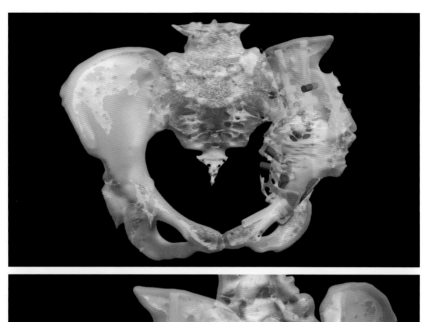

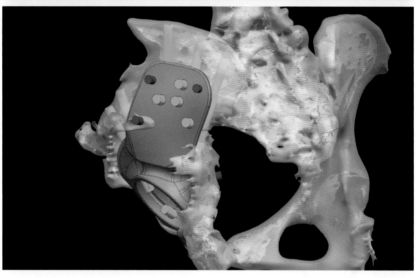

图 6-6 · IV型典型缺损髋关节翻修功能
重建假体设计

　　具体地，由于髋臼周围骨缺损与髂骨缺损基本连续，故在利用几何差额互配设计方法精准拟合与缺损区结构相匹配的髋臼、髂骨缺损填充体后，在填充体间做过渡处理，形成圆滑连续的外表面结构。填充体的上部，即与髂骨、骶髂关节方向骨面接触的部位，其表面结构的设计需与医疗团队沟通、调整，以确保在不妨碍假体植入、安装的前提下，最大程度地实现假体-骨匹配及力学重建。

　　假体的髂骨护翼与髂骨缺损填充体直接相连。在本例中，髂骨溶解累及髂骨翼外侧骨面，但仍可供髂骨护翼安放，故采用单枚髂骨护翼的设计模式（图6-7）。在尽可能不增加术野暴露和安装难度的前提下，充分利用残存髂骨翼，适当增大了髂骨护翼。单枚边角钝圆的类长方形护翼置于髂骨翼中前部。

　　鉴于本例IV型缺损中，承担并传导躯干应力的重要枢纽——髂骨根部被破坏，长期使用时，在站立、行走及跳跃等运动中，假体向上松动位移的风险显著增加，因此，根据IV型个性化、一体化翻修假体的经典设计原则，有必要在假体的内下方加设闭孔钩。经医工讨论，综合考量闭孔上缘骨骼的完整性和显露闭孔周围、定位及安装闭孔钩的操作难度等因素后，决定加设闭孔钩，以对抗假体上移（图6-8）。

　　缺损重建填充体及髂骨护翼内表面均加设多孔网状结构。鉴于髂骨填充体的力学价值大于髋臼填充体，经权衡考虑，将髂骨-髋臼移行区域及髋臼区域填充体的体积适当缩小，而对髂骨填充体，尤其是其上半部的体积不做缩小处理，从而降低了假体的总重量及安装难度（图6-9）。

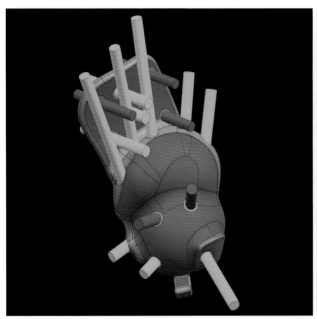
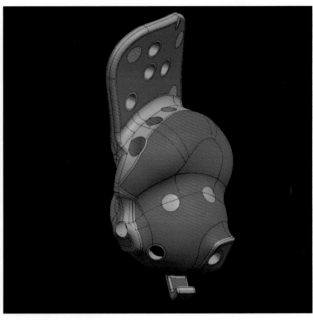

图 6-7 · Ⅳ型典型缺损髋关节翻修功能重建假体设计。利用类圆形臼杯＋髂骨填充体＋髂骨护翼设计模式，搭配闭孔钩

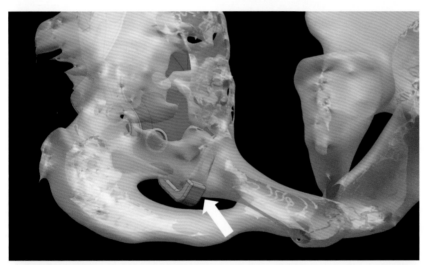

图 6-8 · Ⅳ型典型缺损髋关节翻修功能重建假体设计。白色箭头示闭孔钩结构，提供对抗假体移位的"第二重保障"

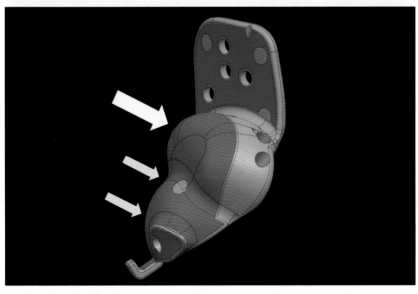

图 6-9 · Ⅳ型典型缺损髋关节翻修功能重建假体设计。白色箭头示髂骨填充体较大，以精准完整填充缺损。黄色箭头示髋臼及髋臼与髂骨移行部位的填充体，体积可适当缩小

　　在 3D 打印个性化、一体化翻修假体的设计过程中，需要根据有限元分析评估结果调整其设计方案。有限元分析显示，在站立状态下，髂骨填充体及闭孔钩均受力形变，但形变位移不高，程度可控。假体应力集中情况与预先判定的基本相同，应力集中部位周围金属结构相对凹陷，但仍十分宽厚坚实，可有效降低假体断裂、失效的风险。经综合评定，该个性化、一体化翻修假体力学性能达标。

　　（1）站立状态下整体形变的初步仿真模拟（图 6-10）。

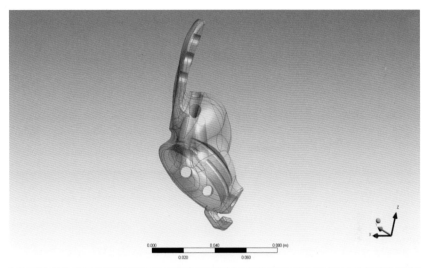

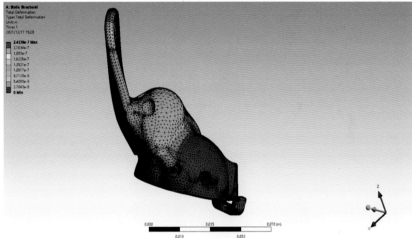

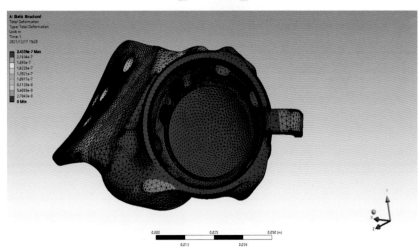

图 6-10·Ⅳ型典型缺损翻修假体力学有限元整体形变模拟。显示在生理载荷下，假体形变程度低

（2）站立状态下应力集中的初步仿真模拟（图 6-11）。

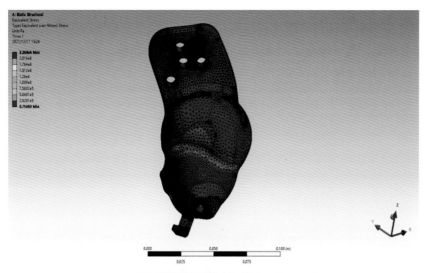

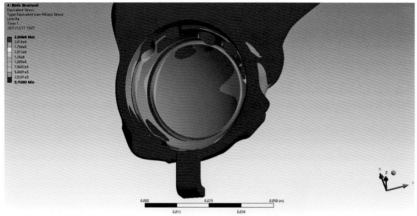

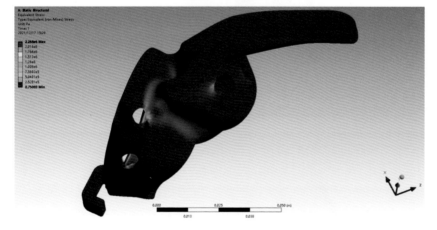

图 6-11 · Ⅳ 型典型缺损翻修假体力学有限元应力分布模拟。显示在生理载荷下，假体应力分布均匀，无严重应力集中现象，其中，应力稍高区域均为宽厚圆钝的结构过渡强化区，假体断裂、失效风险低

【手术治疗】

采用改良 SP 手术入路，术中显露髋关节，彻底清除炎性肉芽组织，显露并脱出股骨头，修整髋臼及髂骨表面。利用 3D 打印个性化安装导板定位，顺利、精准植入 3D 打印个性化、一体化假体，判定放置位置、角度和假体-骨匹配程度均达标后，置入螺钉予以坚强固定。术中判定股骨柄固定牢靠，予以保留。手术过程如下（图 6-12）。

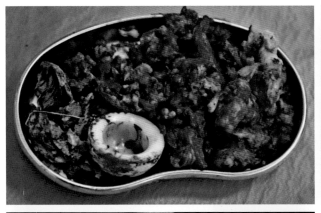
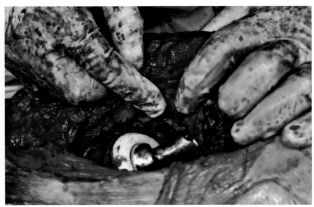
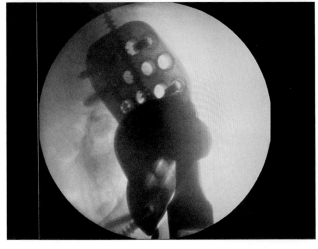

图 6-12 · IV型典型缺损手术影像

【临床随访】

术后伤口愈合良好，髋关节活动明显改善，疼痛显著缓解。在医疗团队指导下积极进行髋关节功能康复训练，术后短期内即可下地行走，术后2个月可弃拐上下楼梯。

【创新观点】

IV型髋臼周围骨盆缺损的个性化、一体化假体翻修及功能重建需特别关注如下几点。

（1）三维重建中游离骨的判定与取舍：对于个性化、一体化髋关节翻修假体的设计而言，残存骨骼内表面形态的精准三维重建是假体能否实现精准适配的关键。在本例中，可以观察到髋臼内侧壁中部有一个明显有别于周围骨质、形态突出的区域（图6-13）。

一般地，在排除金属伪影后，应医工讨论，共同判断其解剖来源、力学强度、对手术操作的影响等。最终确定其为游离骨块，力学强度较差，术中适当修整后去除。本例的缺损填充体设计依据的是去除游离骨块后的髋臼内侧壁，得到了形态相对圆滑饱满的填充体结构（图6-14）。

经术中确认，该骨块松动明显，无法为翻修假体提供有效的力学支撑。去除该骨块并经修整的残余骨面与翻修假体表面结构匹配，安装顺利，位置及角度准确，固定坚实可靠。

（2）填充体体积的统筹分配：缺损填充体结构的设计是个性化、一体化髋关节翻修假体设计的关键，对大多数缺损病例而言，翻修假体中不仅包含髋臼主体填充体，还常有耻骨填充体、髂骨填充体，甚至还需加设坐骨填充体。需要指出的是，不仅要考虑不同填充体之间移行部位的连接整合、光

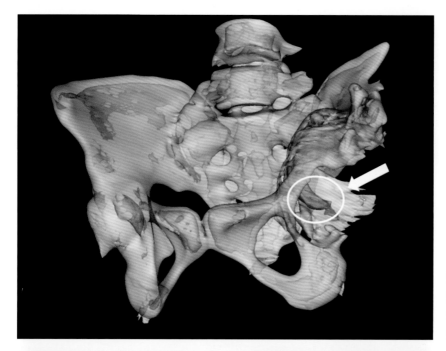

图 6-13 · 三维重建中游离骨骼结构的判定。箭头示一枚游离骨块，在假体结构设计中应忽略，不宜因此影响填充体的整体设计

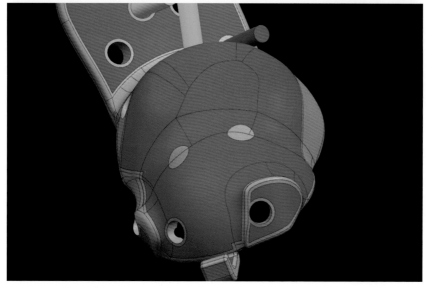

图 6-14 · 三维重建中游离骨骼结构的判定。显示填充体整体保持了钝圆设计，合理地忽略了图 6-13 中游离骨块突出部分的影响

顺处理，还要统筹分配不同填充体的体积。一般地，在假体有多种填充体且预估总重量较高时，除改用纵深支架搭配式轻量化设计外，还可以考虑在不同填充体之间增删，力求材料总重量且不影响整体力学强度。根据Ⅳ型缺损治疗原则，其髂骨填充体的力学价值远大于髋臼主体填充体，故在确定整体形态后，适当缩小了髋臼主体填充体的体积，尤其是预计无法与残余骨面贴合，或强行贴合会明显增加手术难度的区域；而对于髂骨填充体，则基本保持了其原有结构，未在体积上进行缩减（图6-15）。这种兼顾力学价值与手术操作的设计方式，既降低了纵深支架搭配式轻量化处理在结构设计、生产加工上的难度，又在不影响整体力学稳定性的前提下有效缩减了材料的总重量。

（3）多枚小型髂骨护翼设计的斟酌取舍：在Ⅳ型缺损个性化、一体化翻修假体的经典设计原则中，若髂骨翼骨面受损面积较大，可以用多枚小型髂骨护翼取代单枚大护翼。但需要注意的是，须结合临床决定是否采用这种特殊设计，避免刻板套用经典设计原则而事倍功半。本例中，虽然该患者髂骨翼骨面

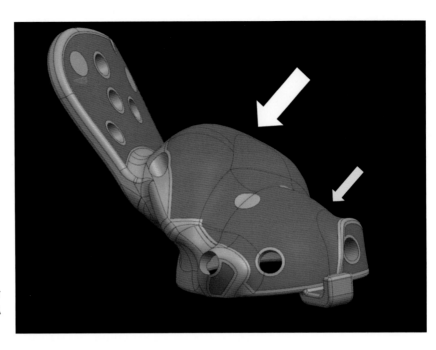

图 6-15·填充体体积的统筹分配。箭头显示，在髂骨（白色箭头）和髋臼（黄色箭头）填充体之间，以髂骨填充体为主

受累面积广，符合多枚小型护翼设计的基本要求，但经医工团队评估，认为髂骨翼外侧面中前部有保留相对完好的区域，经测量后认定可以安放单枚髂骨护翼。考虑到在软组织剥离、假体定位及多向固定安装等过程中设计多枚小型护翼的操作难度明显大于单枚大护翼，最终本例采用单枚髂骨护翼设计。在其他Ⅳ型缺损的翻修假体设计中，也要秉持多枚护翼与单枚护翼灵活取舍的设计原则，为临床提供方便手术、强化固定且有助于提升疗效的假体结构。

第七章
V型髋臼周围骨盆缺损（广泛型）个性化翻修假体功能重建策略

【简要病史】

患者 83 岁，女性，右髋关节置换术后。右髋关节平日静息状态下即有明显疼痛，活动后疼痛明显加剧，扶单拐可忍痛勉强行走 100 米左右。跛行严重，无法自行穿脱鞋袜，亦无法坐在正常高度的椅子上。

【影像学检查】

术前采集患者骨盆和股骨区域薄层 CT 数据（图 7-1）。

术前采集患者 X 线片，包含骨盆及股骨中下段（图 7-2）。

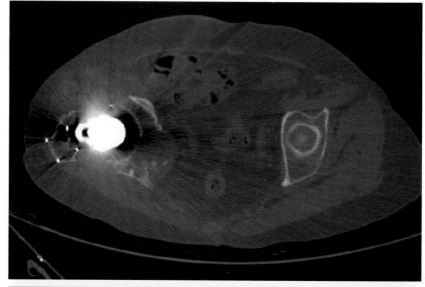

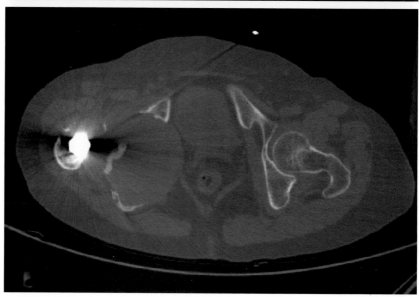

图 7-1 · V 型典型缺损 CT 影像。显示髋臼、耻骨及坐骨广泛缺损

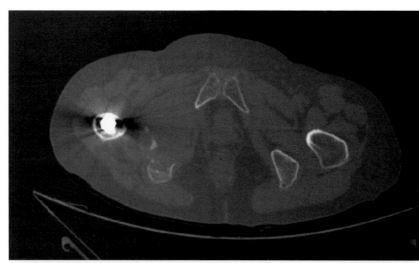

图 7-1（续）·V型典型缺损CT影像。显示髋臼、耻骨及坐骨广泛缺损

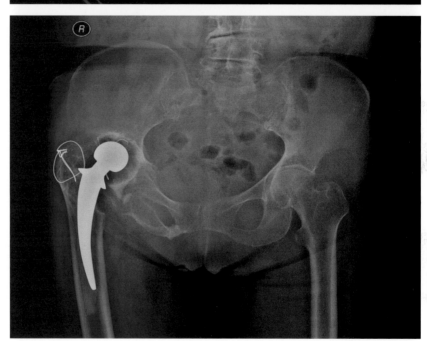

图 7-2·V型典型缺损X线片。显示髋臼大范围骨缺损及假体移位

【医工讨论与术前规划】

1. 医工讨论

首先分析骨盆薄层CT扫描数据，发现髋臼周围骨质溶解、破坏严重，原有髋臼内侧壁结构已模糊不清，取而代之的为炎性瘢痕组织、溶解游离骨块，以及向盆腔内部膨隆的增生骨壳（图7-3）。靠近髋臼的耻骨、坐骨受累且伴有骨缺损，未见骨盆环中断。

对薄层CT扫描数据进行医工讨论，逐层界定金属伪影、炎性瘢痕组织，区分原有骨骼及异常增生骨，并进行三维重建（图7-4）。

如图7-5所示，骨缺损范围较大，以髋臼中下部、坐骨根部及耻骨受累为主。具体思路为，髋臼中下部原有骨骼结构已模糊不清，髋臼内侧壁由增生的膨隆骨壳代替。经观察，增生骨壳基本完整，无明显穿透。耻骨靠近髋臼部位及中段缺损严重，仅部分皮质骨与髋臼相连。坐骨根部缺损明显，但骨骼尚

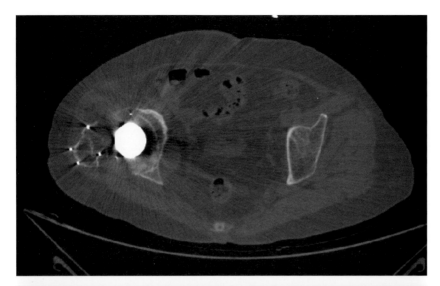

图 7-3· V 型典型缺损 CT 影像。显示髋臼大范围骨缺损

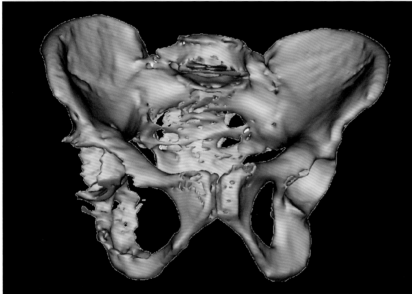

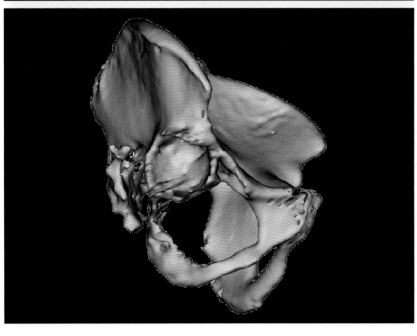

图 7-4· V 型典型缺损 CT 三维重建。显示髋臼中下部、坐骨根部及耻骨广泛缺损，骨盆环未中断

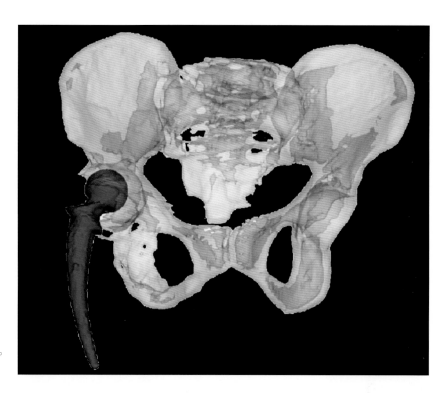

图 7-5 · V 型典型缺损 CT 三维重建。红色示假体，已向上移位

连续。髋臼下方的闭孔上缘骨骼完全丧失，无法加设闭孔钩。髋臼、耻骨及坐骨均未见中断，骨盆环连续。最终确定本例为 V 型缺损。

2. 术前规划

缺损范围较大，且累及多个方向（耻骨 + 坐骨），对髋关节的力学性能影响较大，必须行针对性力学重建。鉴于耻骨缺损较长，宜在重建髋臼及耻骨缺损的同时适当重建坐骨，从多个方向为假体提供力学支撑。髂骨根部有累及但受损程度轻微，未影响髂骨翼，故无需针对性设计髂骨填充体，可利用髋臼填充体向上的延伸，实现假体-骨匹配。因缺损形态复杂，对假体与残存耻骨、坐骨匹配准确性要求较高，应依据手术规划设计个性化安装导板辅助术中假体定位。骨盆三维重建未见明显髋臼内侧壁缺损、骨盆环中断等特殊情况。闭孔上缘骨缺损严重，无法利用闭孔钩提供额外固定，而仍可以采用骶骨内螺钉固定。此外，股骨近端大小转子部位骨溶解严重，股骨柄松动风险较大，术前应备股骨翻修柄。

【假体设计原则】

根据 V 型翻修假体经典设计原则，设计类圆形髋臼杯主体 + 耻骨缺损填充体 + 坐骨缺损填充体，利用骶骨内螺钉和增大型髂骨护翼增强固定以提供即刻稳定，同时设计安装导板辅助安装（图 7-6）。

利用几何差额互配设计方法精准拟合与缺损区结构相匹配的缺损填充体（图 7-7）。在用几何差额互配设计法选定残余骨面的过程中，可以不单独设计髂骨填充体，而是将髋臼填充体的选定范围适当向髂骨根部延伸，使髋臼、髂骨填充体融为一体，更好地与髂骨根部骨骼匹配。

耻骨缺损相对较重，仅部分皮质骨与髋臼相连；缺损段较长，如采用耻骨连接杆设计，需于耻骨前方增加手术切口，故采用经典的类圆形耻骨填充体结构设计。鉴于本例缺损累及多个方向，且重建后的耻骨填充体将成为恢复骨盆环连续性和力学传导稳定性的重要结构，因此，将耻骨填充体与臼杯

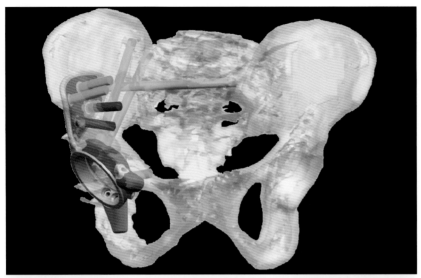

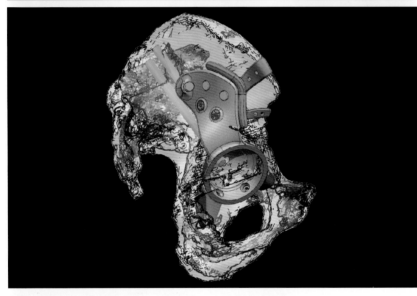

图 7-6 · V 型典型缺损髋关节翻修功能重建假体设计。为类圆形髋臼杯主体＋耻骨填充体＋坐骨填充体模式，配合骶骨内螺钉和增大型髂骨护翼。其中深绿色板状结构为个性化手术安装导板

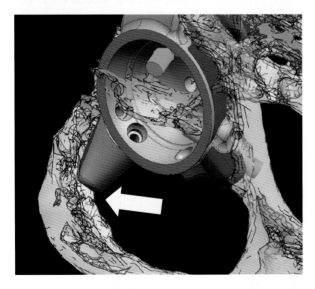

图 7-7 · V 型典型缺损髋关节翻修功能重建假体设计。箭头示坐骨填充体匹配坐骨的残余骨骼

主体相连的基部增宽，以增强耻骨填充体的力学强度，降低断裂的风险。

本例中，坐骨亦有明显骨缺损。在 3D 打印个性化、一体化髋关节翻修假体的设计中，考虑到坐骨暴露的难度、术中安放及固定坐骨填充体的复杂性，不强求完整重建，但鉴于本例缺损广泛、耻骨缺损严重，决定"部分重建"坐骨缺损。

具体思路为，"部分重建"坐骨填充体采用根部较粗，远端较细的结构以及弯曲化设计，弯曲方向与假体旋转植入坐骨方向一致。因为缺损范围广、形态复杂，术中假体准确定位有难度，所以在假体的定位和安放时，以髂骨、髋臼、耻骨等填充体与骨的匹配为主，不强求坐骨填充体与坐骨的精准匹

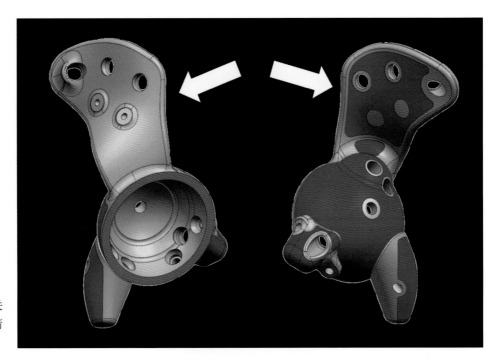

图 7-8 · Ⅴ型典型缺损髋关节翻修功能重建假体设计。箭头示增大型髂骨护翼

配。因此，在坐骨填充体结构设计中，选用了大面积的光滑结构，以期以点或面接触的方式快速贴合残存坐骨。在弯曲化的坐骨填充体与坐骨的接触面设计多孔网状结构（图 7-8），以增加其与骨骼间的摩擦力，也为骨长入及假体-骨界面整合提供了可能。

假体的髂骨护翼与髋臼主体填充体直接相连。本例中，由于耻骨、坐骨均存在明显缺损，因而，有必要设计特殊结构提供额外力学稳定。闭孔上缘缺损严重，失去了加设、安装闭孔钩的条件，故采用骶骨内螺钉和增大型髂骨护翼设计。具体来说，髂骨护翼在长度上明显延长，向后上方延伸，延伸

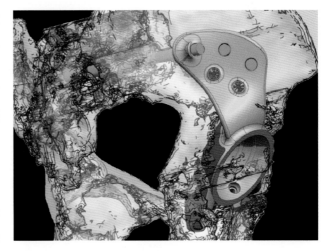

图 7-9 · Ⅴ型典型缺损髋关节翻修功能重建假体设计。显示采用增大型髂骨护翼及骶骨内螺钉固定

部位设置钉孔，置入骶骨内长螺钉 1 枚，构建躯体-骶骨-骶骨内螺钉-髂骨护翼-臼杯-股骨头-下肢的力学传导路径，有效分担翻修假体主体所承受的载荷，增强假体的力学稳定性（图 7-9）。

力学有限元分析对Ⅴ型"广泛型"缺损的翻修假体设计优化格外重要，因骨缺损严重、方向多，假体受力更大，力学失稳风险亦更大。在本例假体设计过程中，经有限元力学分析评估，耻骨和坐骨填充体均有一定程度的应力集中，由于预先做了加粗强化处理，因而应力集中并不严重。在承受来自髂骨翼、耻骨、坐骨和股骨头等多个方向的应力后，髋臼壁的中下部，尤其是耻骨填充体与坐骨填充体间的髋臼壁，出现了相对明显的形变，但程度不大。耻骨，坐骨填充体中段、远端无明显形变，断裂风险低。经综合评定，该一体化、个性化翻修假体力学性能达标。

（1）站立状态下整体形变的初步仿真模拟（图 7-10）。

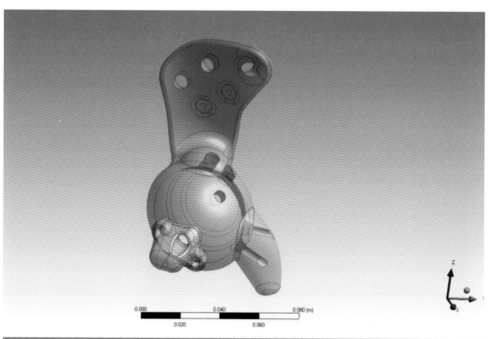

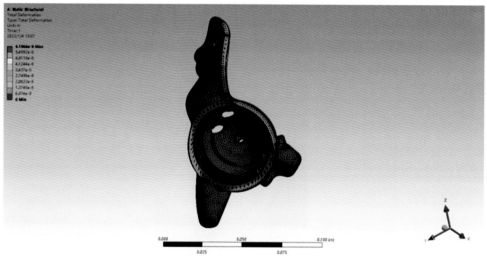

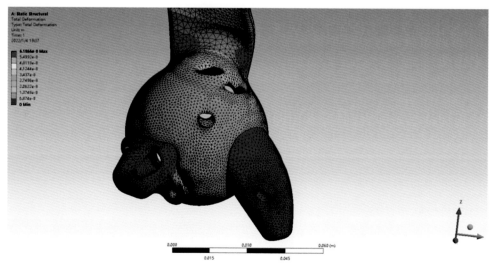

图 7-10 · Ⅴ型典型缺损翻修及假体力学有限元整体形变模拟。显示在生理载荷下，假体形变程度低

（2）站立状态下应力集中的初步仿真模拟（图 7-11）。

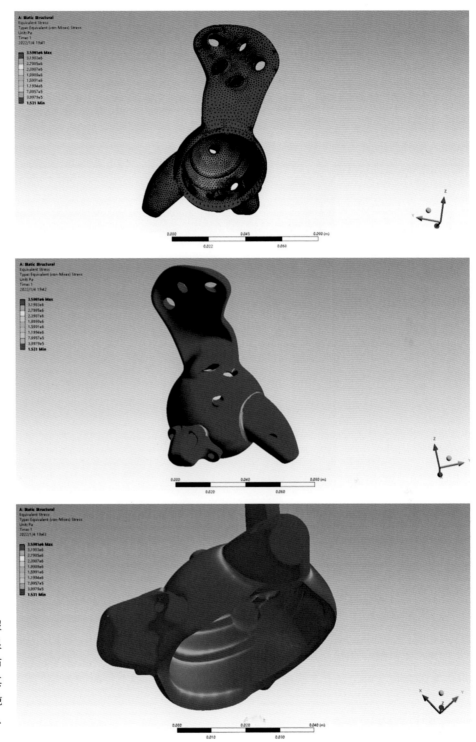

图 7-11·Ⅴ型典型缺损翻修假体力学有限元应力分布模拟。显示在生理载荷下，假体应力分布均匀，无严重应力集中现象，其中，应力稍高区域均为宽厚圆钝的结构过渡强化区，假体断裂、失效风险低

【手术治疗】

采用改良 SP 手术入路，术中显露髋关节，去除炎性瘢痕组织、游离死骨块，取出髋臼杯假体，修整臼杯周围残存骨面。参照髂骨前上方的解剖标志点安放 3D 打印个性化安装导板，精准定位个性化、一体

化翻修假体。经确认，耻骨、髋臼填充体与残存骨匹配良好，坐骨填充体与残存坐骨有效贴合，假体整体安放位置理想。向耻骨、髋臼、髂骨、坐骨等多方向置入螺钉，以牢固固定假体。术中发现股骨柄松动明显，取出并更换适配股骨柄。

【术后影像学评估】

术后影像学显示假体位置安放准确，与周围骨骼匹配较好。各螺钉置入方向准确，固定可靠。利用术后骨盆 CT 三维立体位置评价法，对假体实际的安装位置和角度进行立体评估后，进一步显示假体安装位置、角度与术前规划高度一致（图 7-12）。

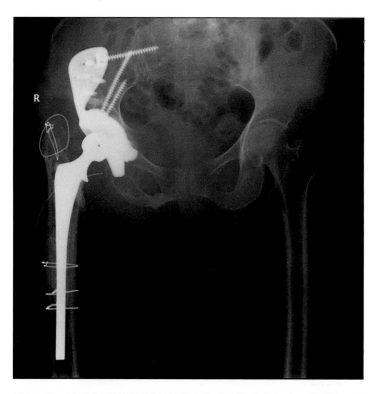

图 7-12 · V 型典型缺损髋关节假体翻修及功能重建术后 X 线影像。 显示假体精准植入缺损部位，螺钉固定位置及角度理想，与术前规划一致

【临床随访】

术后伤口愈合良好，右髋关节静息痛消失，髋关节活动后疼痛明显减轻。患者跛行明显改善，行走距离显著延长，可独立上下楼梯，亦可在一般高度的座椅上长时间就座，生活质量得到改善。

【创新观点】

V 型髋臼周围骨盆缺损的个性化、一体化假体翻修及功能重建需特别关注如下几点。

（1）"部分重建"原则的运用：在填充骨缺损时，髋臼周围骨盆缺损个性化、一体化翻修功能重建假体的设计通常以"力学重建"为主，而非刻板执行"解剖重建"原则。具体地，填充体结构设计上放弃完整还原原生骨骼的解剖结构，而是仅关注残余骨中关键的力学传导部位，利用几何差额互配的方法设计对应的曲面，实现填充体-骨的适当匹配。然而，在部分情况下，受多种因素的综合影响，这种面-面贴合的"力学重建"亦难以达成，此时需要更进一步地简化结构，即采用"部分重建"的设计原则。本例即是"部分重建"原则的典型范例之一，由于本例缺损方向较多，涵盖髋臼、髂骨根部、耻骨和坐骨等多处，因而，设计了在髋臼主体、髂骨根部、耻骨、坐骨方向均有分支填充体的、结构相对复杂的翻修假体结构。临床经验表明，安装此类复杂结构假体时，很难在全部方向上"处处兼顾"，必然有所取舍。考虑到髂骨根部–髋臼–耻骨这一核心骨盆应力传导通路的重要性，在假体定位安放时势必以与髂骨、耻骨的残余骨面精准匹配为主，因而留给坐骨区域位置选择和调整的余地不多。在此情况下，设计复杂的坐骨填充体曲面，使其与残余坐骨大面积准确贴合，其最终效果往往并不理想。而对填充体结构进行更进一步的适当简化，利用简单的几何结构"部分重建"坐骨缺损，实现坐骨填充体便捷安装，提供快速点接触式力学支撑，才是使整个手术在最大程度上综合获益的高效设计理念。

（2）额外特殊稳定设计原则的选用：对于缺损情况严重、结构复杂、范围广泛和骨盆环生物力学稳定性显著缺陷的翻修病例如Ⅳ型、Ⅴ型、A亚型、B亚型等，在假体设计上，往往需要借助一些特殊的结构设计，以提供额外的力学稳定效果。常用的特殊结构包括闭孔钩、增大型髂骨护翼、骶骨内固定螺钉等。在实际工作中，既要考虑上述特殊结构对假体稳定性的作用，也要根据患者实际骨骼情况量体裁衣，同时还需权衡其对于假体设计、加工，以及手术操作复杂性、时效性的影响。在前述Ⅴ型缺损病例中，由于闭孔上缘骨骼溶解、缺损严重，因而弃用了闭孔钩结构设计。作为补充，增加了骶骨内螺钉固定和增大型髂骨护翼设计以提供额外稳定性。再权衡术中暴露难度和手术操作风险，将增大型髂骨护翼修改为仅在上下方向延长而不过度增加前后宽度的"部分增大"型设计，最终实现了力学稳定与操作便捷的相对平衡。

第八章
A 亚型髋臼周围骨盆缺损（穿透型）
个性化翻修假体功能重建策略

【简要病史】

患者为中年男性，右髋人工关节置换术后出现持续性右髋静息痛，长期口服止痛类药物。行走时跛行明显且髋关节疼痛加剧，数百米后即由于酸痛不适而无法继续行走。屈髋明显受限，难以自行穿脱鞋袜。

【影像学检查】

采集患者骨盆、股骨区域薄层 CT 数据（图 8-1）。

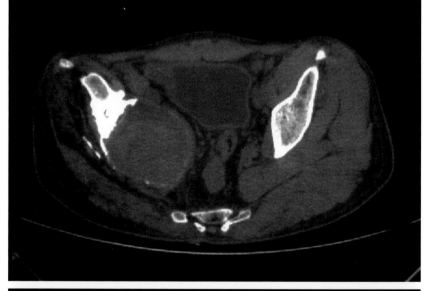

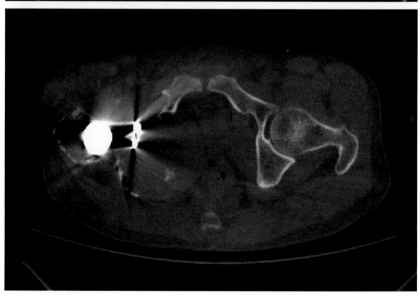

图 8-1 · A 亚型典型缺损 CT 影像。显示髋臼内侧壁缺失，髂骨根部、耻骨、坐骨广泛缺损

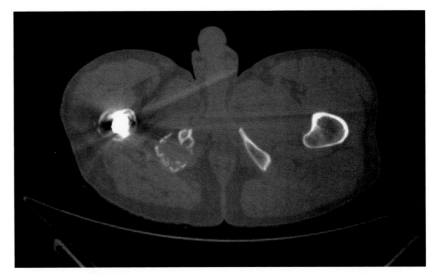

图 8-1（续）· A 亚型典型缺损 CT 影像。显示髋臼内侧壁缺失，髂骨根部、耻骨、坐骨广泛缺损

【医工讨论与术前规划】

1.医工讨论

影像学数据采集后，医工讨论初步分析认为，本例为髋臼周围大范围缺损，包括髋臼内侧壁在内的原有髋臼结构近乎完全消失，取而代之的是大量炎性纤维瘢痕组织。髋臼内侧有异常增生骨壳形成，向盆腔膨隆，且可能有穿透性缺损。坐骨缺损严重，坐骨结节内骨缺失，仅残留骨壳支撑。髂骨根部骨缺损严重，耻骨亦有部分缺损，但未超过耻骨上支 1/2。经医工讨论，认定缺损为Ⅴ型、A 亚型，即缺损分型为ⅤA 型（图 8-2）。

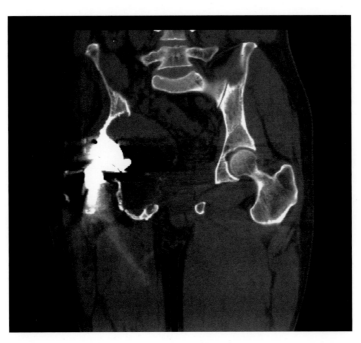

图 8-2· A 亚型典型缺损 CT 影像。显示髋臼内侧壁缺失，髂骨根部、坐骨广泛缺损

髋臼区域金属伪影严重，骨骼缺损范围广，残存骨结构辨识难度高。依据骨盆薄层 CT 扫描数据逐层界定金属假体及伪影、炎性瘢痕组织、骨骼，完成骨盆 CT 三维立体重建，见图 8-3。

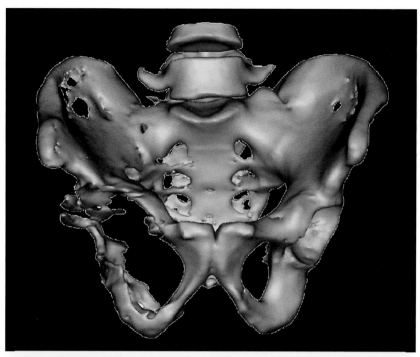

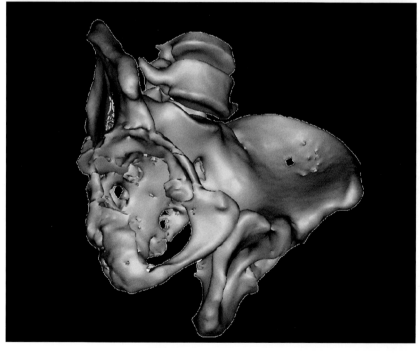

图 8-3·A 亚型典型缺损 CT 三维重建。显示髋臼内侧壁缺失，髂骨根部、耻骨、坐骨广泛缺损

CT 三维重建显示，髋臼周围骨盆缺损严重，髂骨根部、耻骨处骨溶解明显，耻骨上支骨壳尚连接耻骨残端及髋臼，坐骨严重缺损。髋臼内侧壁大范围缺失，形成髋臼穿透性缺损，未见明显骨盆环中断。

2. 术前规划

患者髋臼周围骨盆缺损范围广、方向多、形态复杂，利用翻修假体重建时必须从整体角度考虑，以实现力学重建为核心。患者髋臼内侧壁穿透性缺损明显，范围大，术中操作空间亦大，可考虑设计夹持型填充体。闭孔上缘骨溶解、破坏，无法加设闭孔钩，因而，应使用增大型髂骨护翼及骶骨内螺钉固定以加强力学稳定。鉴于夹持型填充体对结构及力学支撑作用重大，但定位要求高、术中安装复杂，因此，耻骨处采用钢板而非填充体设计，安装相对简单。综合考虑手术操作难度、显露风险、假体整体定位难度等，决定不重建坐骨缺损。

【假体设计原则】

以 A 亚型设计为主，辅以 V 型设计原则，综合采用类圆形髋臼杯主体＋夹持型填充体＋增大型髂骨护翼＋耻骨钢板设计模式，假体形态如图 8-4 所示。

图 8-4 · A 亚型典型缺损髋关节翻修功能重建假体设计。利用类圆形髋臼杯主体＋夹持型填充体＋增大型髂骨护翼＋耻骨钢板设计模式实现完整重建

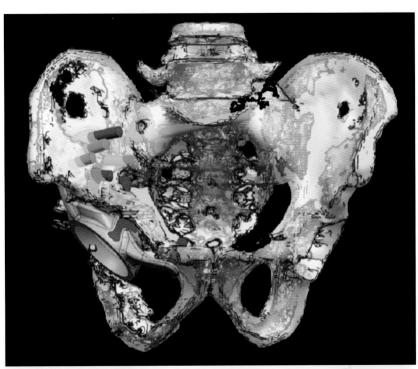

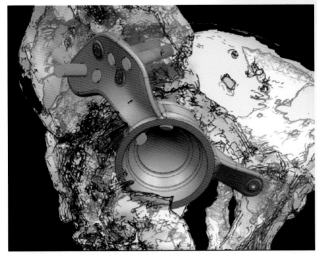
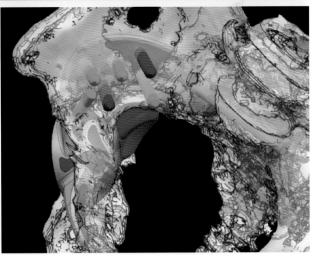

具体来说，髋臼核心区域填充体形态由几何差额互配设计方法精准拟合，得到个性化缺损填充体。依据髂骨根部残存骨骼形态设计髂骨填充体，填充体上方与残存髂骨贴合程度高，但适当控制内侧贴合程度，留出空隙，为夹持型填充体及手术安装操作留出空间。

夹持型填充体为本例翻修假体力学稳定性的重要组成，也是假体结构设计的核心。结合骨盆力学传

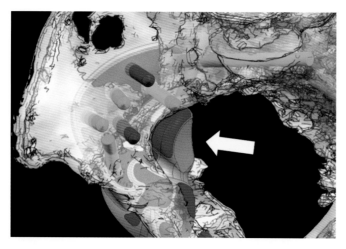

图 8-5 · A 亚型典型缺损髋关节翻修功能重建假体设计。箭头示夹持型填充体

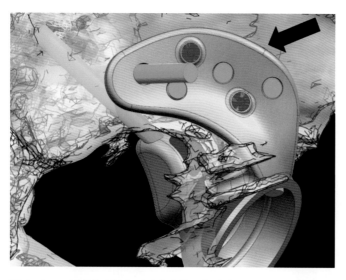

图 8-6 · A 亚型典型缺损髋关节翻修功能重建假体设计。箭头示增大型髂骨护翼

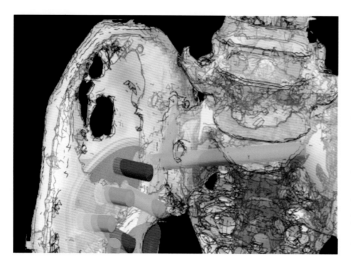

图 8-7 · A 亚型典型缺损髋关节翻修功能重建假体设计。显示采用骶骨内长螺钉以增强稳定性

导路径及假体生理负荷方向，在设计时使夹持型填充体穿过内侧壁缺损中上部，并与缺损空腔后上方残存骨骼形态匹配（图 8-5）。填充体整体结构圆滑，以方便安装；朝向盆腔的面平整且无多孔网状结构，最大程度降低对盆腔组织的影响。填充体从内、外两侧夹持内侧壁穿透性缺损的上缘，内外与骨骼表面均留有一定空隙，以避免术中妨碍手术操作；上方与残存骨骼空隙较小，从而最大程度地增大骨-假体匹配度，增强应力传导及假体力学稳定。

鉴于穿透性缺损对于翻修假体整体力学固定的可靠性具有较大影响，因而，使用特殊的假体结构设计以提高力学性能是必要的。本例中，鉴于闭孔上缘骨骼破坏严重，弃用闭孔钩设计，而选用增大型髂骨护翼及骶骨内螺钉固定以增强力学稳定性。考虑到夹持型填充体安装复杂，仅在上下长度上延长髂骨护翼，而不增加前后宽度（图 8-6）。同时，应充分考虑髂骨翼外侧面的结构，使护翼基本平整，避免出现大角度的凹凸，以免后期在应力负荷下形变、断裂。髂骨护翼后上端设置一处骶骨内螺钉钉孔，与护翼边缘预留适当距离，以降低螺钉传导躯干应力致钉孔周围护翼板断裂的风险。

髂骨护翼后上方的骶骨内螺钉穿越骶髂关节，进入骶骨前上部（图 8-7），从而建立躯干-骶骨-骶骨内螺钉-髂骨护翼-臼杯-股骨头-下肢的应力传导旁路，有效分担假体的应力负荷，增强假体在应力作用下的稳定性和可靠性。

考虑到术中定位、安装及固定夹持型填充体难度高，经医工讨论，决定不重建坐骨缺损，且在耻骨缺损重建上也不选用对位置准确性要求较高的填充体精准充填耻骨缺损，而是采用钢板固定，以方便安装，实现耻骨的力学重建，为假体提供良好的力学稳定性。具体结构如图 8-8 所示。

鉴于本例缺损严重，假体预期承受应力负荷大，因而，必须在结构设计过程中利用有限元分析模拟评估以优化设计。有限元分析显示，夹持型填充体后上方受力形变程度较高，此处正是假体承受躯干应力传导负荷的首要位置，与骨盆环生物力学的基本生理规律相符合。形变程度较大处位于填充体宽厚圆滑的曲面结构中，因而，该形变引发结构断裂的风险很低。髂骨护翼后上方近骶骨部位形变相对稍大，但程度尚可。应力分布显示，由于夹持型填充体在本例缺损中应力载荷较大，其与臼杯移行处应力稍集中，经加粗强化后，该处结构宽厚坚实，断裂风险很低。经医工讨论评定，该假体结构生物力学综合性能达标。

（1）站立状态下整体形变的仿真模拟（图 8-9）。

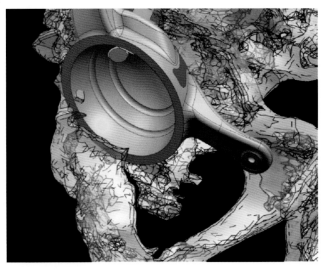

图 8-8 · A 亚型典型缺损髋关节翻修功能重建假体设计。鉴于髋臼缺损结构复杂，手术操作难度大，故采用一体式钢板重建耻骨

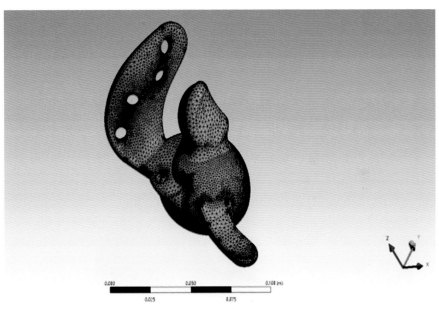

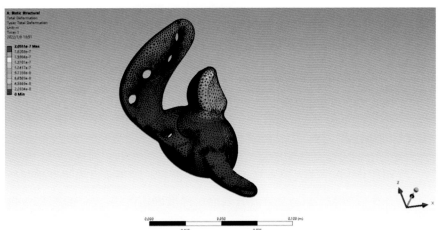

图 8-9 · A 亚型典型缺损翻修假体力学有限元整体形变模拟。显示在生理载荷下，假体形变程度整体较低，形变稍高处为宽厚结构

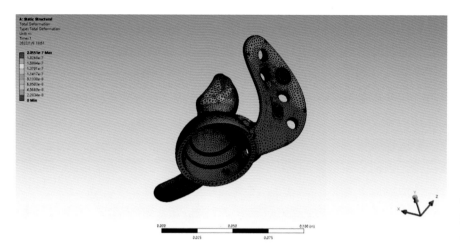

图 8-9（续）· A 亚型典型缺损翻修假体力学有限元整体形变模拟。显示在生理载荷下，假体形变程度整体较低，形变稍高处为宽厚结构

（2）站立状态下应力集中的仿真模拟（图 8-10）。

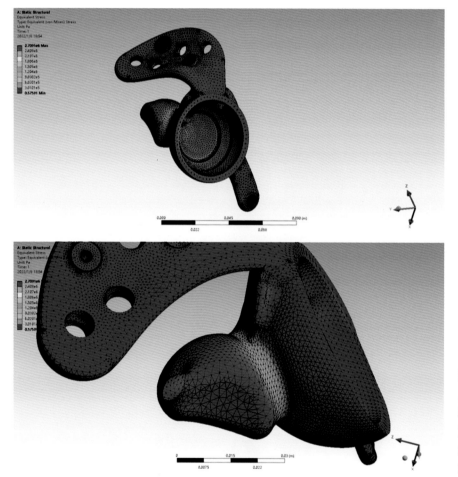

图 8-10·A 亚型典型缺损翻修假体力学有限元应力分布模拟。显示在生理载荷下，假体应力分布均匀，无严重应力集中现象。其中，应力稍高区域均为宽厚圆钝的结构强化区，假体断裂、失效风险低

【手术治疗】

采用改良 SP 手术入路，显露髋关节并彻底清除手术区内炎性肉芽组织，脱出股骨头，取出失效髋臼假体，并在假体取出后适当修整骨表面。经准确定位后，将 3D 打印个性化、一体化假体顺利安放至术前规划位置，依次置入螺钉固定。

【临床随访】

术后伤口愈合良好，髋关节疼痛明显缓解，可弃拐独立长距离行走，可自行穿脱鞋袜。

【创新观点】

A 亚型髋臼周围骨盆缺损的个性化、一体化假体翻修及功能重建的治疗过程中，需特别关注如下几点。

（1）夹持型填充体设计：夹持型填充体是 A 亚型缺损病例特有的一种结构设计，其无需螺钉固定，可利用自身金属结构直接夹持穿透空腔上侧骨骼，从而有效对抗假体在应力载荷下的上移，并利用夹持形态限制假体内外位移，对假体整体稳定性具有重要作用。但在临床应用时，安装夹持型填充体的操作复杂，因此选择此特殊设计时必须综合考量。为实现夹持型填充体夹持骨骼位置准确、程度适当，对填充体设计准确性要求高，同时要简化耻骨、坐骨填充体的结构设计，为夹持型填充体的定位、安装提供必要的操作空间。

必须指出的是，设计夹持型填充体时切记"过犹不及"，即为了提高其对骨骼的夹持力度，而将填充体与骨骼之间的间隙设计得过小甚至无间隙，造成填充体置入困难、无法安装。综上所述，在夹持型填充体内、外侧必须设计出与残存骨骼的操作空隙，否则，术中难以准确定位、安装。

（2）增大型髂骨护翼的力学性及手术权衡：本例中，髂骨护翼仅在上下方向上增大，即将护翼加长，而未在前后方向上将护翼加宽，这是由于夹持型填充体本身即有较高的安装难度，在定位探入的过程中与周围骨骼有较多的擦碰阻挡，在前后方向上增宽髂骨护翼会使操作变得更加困难。此外，髂骨护翼越向骶髂关节方向延长，就越容易设置骶骨内螺钉的入钉角度，但延长髂骨护翼势必会增加髂后上、下棘附近的软组织剥离范围，增加术中出血风险，延长手术时间。此外，有限元分析显示，髂骨护翼后上方在应力作用下有较其他部位更高的形变程度，表明骶骨内螺钉有效传导了躯干的应力载荷，使其经由髂骨护翼后上方进入髂骨护翼主体，直至臼杯。可以预估的是，若将髂骨护翼进一步延长，护翼最远端的形变程度会进一步增加，假体断裂的风险将不容忽视，综合生物力学等考量后，认为弊大于利，因而不推荐。

第九章

B 亚型髋关节周围骨盆缺损（中断型）个性化翻修假体功能重建策略

【简要病史】

患者为老年女性，左髋关节置换术后，因髋关节严重疼痛而丧失行走能力。患者长期卧床，完全无法自行穿脱鞋袜及起坐。由于长期在床上生活，双下肢肌肉萎缩明显，左下肢明显。

【影像学检查】

采集骨盆及股骨区域薄层CT数据（图9-1）。

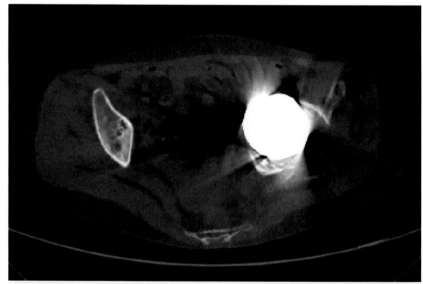

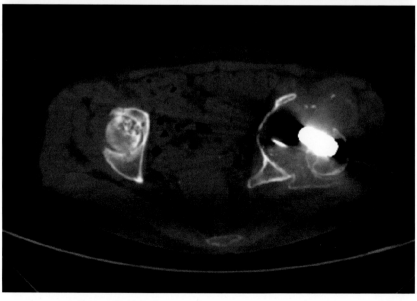

图 9-1 · B 亚型典型缺损 CT 影像。显示髋臼处骨盆环已完全中断，髋臼周围广泛缺损，假体向骨盆内侧明显移位

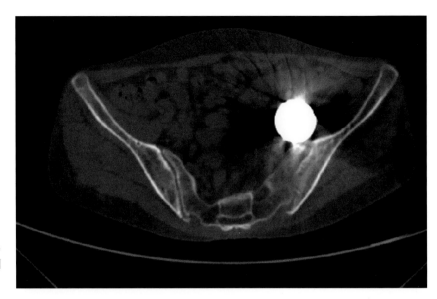

图 9-1（续）· B 亚型典型缺损 CT 影像。
显示髋臼处骨盆环已完全中断，髋臼周围
广泛缺损，假体向骨盆内侧明显移位

【医工讨论与术前规划】

1. 医工讨论

针对影像学数据，医工讨论、初步分析认为，患者左髋关节骨质破坏严重，左侧髋臼结构几乎完全消失，左髋臼假体完全突破内侧壁内移入盆腔。耻骨及坐骨处骨骼留存尚好，髂骨受骨溶解累及严重，髂骨根部结构已无法辨认，髂骨翼结构尚完好（图 9-2）。骨盆环明显形变，于左侧髋臼部位完全中断（图 9-2）。

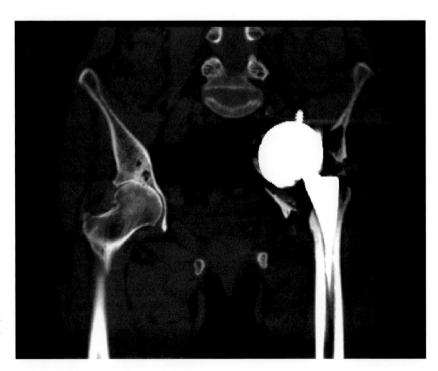

图 9-2 · B 亚型典型缺损 CT 影像。显示髋臼处骨盆环已完全中断，假体向骨盆内侧明显移位

左髋臼周围骨骼缺损广泛，残存骨结构严重畸形，辨识难度高。依据骨盆薄层 CT 扫描数据，逐层界定金属假体及伪影、骨骼、炎性瘢痕组织，对骨盆进行三维立体重建，见图 9-3。

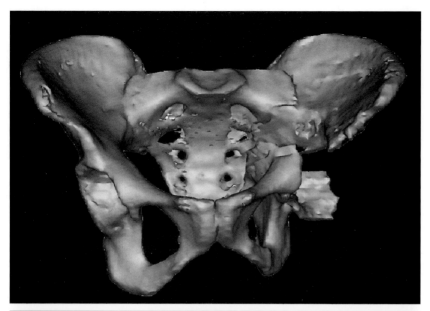

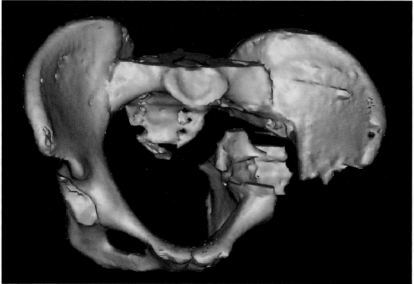

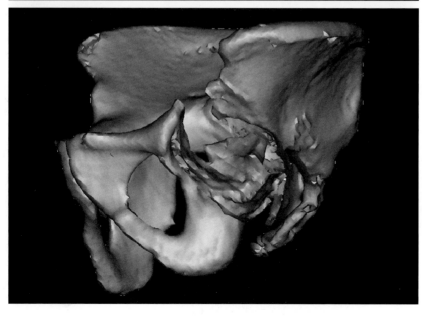

图 9-3·B 亚型典型缺损 CT 三维重建。显示髋臼处骨盆环已完全中断，且患侧骨盆已明显畸形

CT 三维重建显示，左髋臼处骨盆环中断。左髋臼结构因受骨溶解累及而完全丧失，左髂骨根部结构已无法辨认，左髂骨翼骨骼基本完好。左耻骨、坐骨结构尚完整，但残存坐骨、耻骨和髂骨翼的解剖位置与正常偏差较大，表示骨盆环明显畸形。此外，左髋臼缺损周围有少量异位增生的骨壳。经医工讨论，判定本例符合 I 型缺损，B 亚型，最终确定缺损分型为 I B 型。

2. 术前规划

患者骨骼缺损严重，骨盆环完全中断，假体翻修及功能重建必须以重建骨盆应力传导环为主。左半骨盆残存骨骼畸形，等效旋转中心已明显偏移，需权衡"连接中断处"和"对称旋转中心"两种设计理念。翻修假体预期力学稳定性受威胁较大，必须加设特殊结构以强化。考虑到患者现有骨骼状况及术中操作难度，加设闭孔钩，采用骶骨内螺钉固定，术中需适当暴露闭孔上缘。

【假体设计原则】

以 B 亚型缺损设计原则为主，辅以 I 型缺损设计原则，采用类圆形髋臼杯主体＋中断连接填充体＋闭孔钩＋髂骨护翼模式，假体设计如图 9-4 所示。

图 9-4 · B 亚型典型缺损髋关节翻修功能重建假体。采用类圆形髋臼杯主体＋中断连接填充体模式，搭配闭孔钩设计

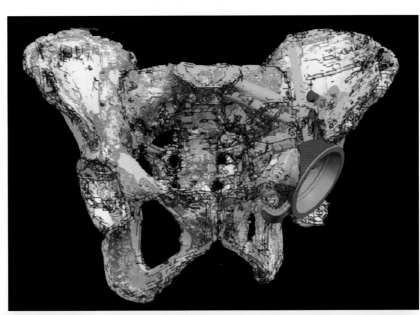

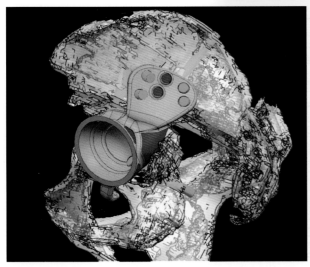

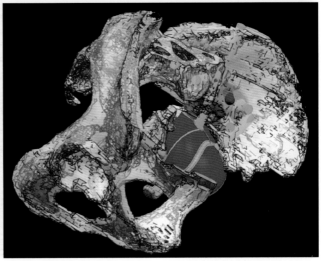

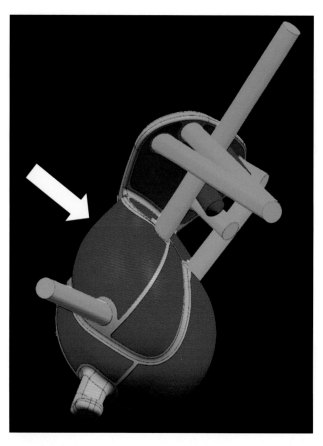

图 9-5·B 亚型典型缺损髋关节翻修功能重建假体设计。箭头示中断连接填充体

具体思路为，鉴于患者原有髋臼结构已完全丧失，故不再采用几何差额互配设计方法参照周围残存骨骼设计髋臼主体填充体，而是直接使用类圆形臼杯贴合原髋臼下方骨骼，并行坚强固定。经医工讨论及数据测算，判定左骨盆严重畸形，左骨盆环中断处与左髋对称性旋转中心间发生偏移，从而利用臼杯主体同时还原旋转中心和连接中断缺损的设计目标已无法实现。经综合考虑，本例采用了独立的中断连接填充体设计。该填充体在结构上与臼杯之间相互独立，被置于骨盆环中断处，并与两端骨骼残端相互匹配以实现骨盆环连续性重建。完成连接后，再于中断连接填充体及臼杯主体之间设置连接段，连接两者后对移行处行圆滑光顺处理，从而形成浑圆厚实的整体（图 9-5）。

中断连接填充体对于骨盆环中断伴畸形的缺损病例意义重大。在骨盆环发生中断后，其应力传导通路受到破坏，中断部位两侧的残存骨骼长期承受异常应力刺激，形成难以恢复的畸形结构。利用臼杯主体直接连接缺损中断处的治疗理念，其设计相对简单，手术操作相对简便，但由于骨盆环已发生偏移，继续使用这种理念、很可能导致翻修重建后的臼杯旋转中心与健侧严重不对称，影响患者髋关节功能恢复。因此，使臼杯设置于理想的对称性旋转中心处，并加设独立的中断连接填充体以重建骨盆环连续性，并将二者连接、整合，是针对合并 B 亚型缺损且骨盆环畸形的一种高效、可靠的设计模式。

特殊结构对于合并 B 亚型的缺损而言十分必要，其可以增加生物力学稳定性，对于假体长期留存意义重大。常用的特殊设计结构包括增大型髂骨护翼、闭孔钩、骶骨内螺钉固定等。在本例髂骨护翼设计上，经医工讨论，没有扩大护翼面积，而是选用了标准护翼。这是由于本例骨盆环完全中断，残存骨盆结构也明显畸形，预估术中假体定位、安放难度会非常大。在此情况下，必须在相关结构设计上为术者留出充分的操作空间，确保在术中能相对简便、高效地完成手术。由于髂骨护翼需与髂骨翼外侧面相互贴合以实现其增加力学稳定性的作用，因而，当其面积扩大时，需要匹配的骨骼面积也相应地扩大，此时对髂骨护翼安装位置准确性的要求明显上升，位置稍有误差，护翼与骨骼贴合难度就会加大，风险也明显升高，从而大大缩小了术者术中的操作空间。经仔细斟酌取舍，医工团队一致同意放弃在前后及上下方向上扩大髂骨护翼，采用标准大小的护翼设计模式（图 9-6）。

由于患者原有髋臼结构已基本破坏，残存髋臼周围骨骼结构复杂，骨骼质量亦较差，因此，重建原有躯干-骶骨-骶髂关节-髂骨根部-髋臼-股骨头-下肢这一生物力学应力传导通路的难度很大，保证重建假体稳定性面临很大挑战，必须加设可靠的应力传导旁路以分担生理负荷，提升翻修假体整体稳定性。本例中，在髂骨护翼后上侧向骶骨前上侧方向的厚实骨质中加设了骶骨内固定螺

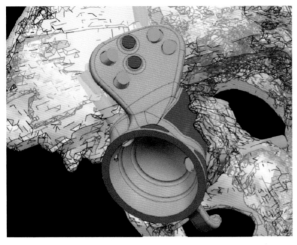

图 9-6 · B 亚型典型缺损髋关节翻修功能重建假体设计

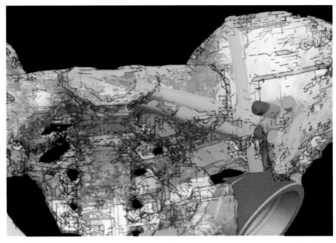

图 9-7 · B 亚型典型缺损髋关节翻修功能重建假体设计。采用多枚骶骨内螺钉以增强稳定性

钉，且从常规的单枚内固定螺钉增加为 2 枚，将大大促进来自躯干的生理应力由骶骨通过长内固定螺钉传导至髂骨护翼，然后直接向臼杯及股骨头传递（图 9-7）。由于连接于骨盆环中断部位的填充体及臼杯主体依靠自身金属结构重建骨盆环的连续性，所以，其本身承受的应力负荷非常高，假体发生松动移位的风险很大，而骶骨内螺钉可以很好地分担应力，提供应力传导分流，综合提升假体的生物力学稳定性。

鉴于患者闭孔上缘骨骼结构基本完好，因此，在本例假体设计中加设闭孔钩，增强假体固定的可靠性（图 9-8）。闭孔钩由臼杯下缘环绕闭孔上缘骨骼，有效对抗假体上移，为假体的长期留存提供了"第二重保障"。

骨盆环中断后，其力学特性受到的影响极大，

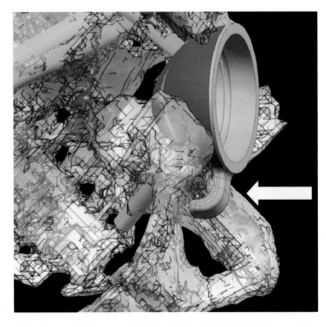

图 9-8 · B 亚型典型缺损髋关节翻修功能重建假体设计。箭头显示利用闭孔钩提供对抗假体上移的"第二重保障"

一体化、个性化翻修重建假体定位、安装难度高，承受的应力负荷复杂，因此，必须在设计过程中通过有限元力学模拟进行检测、判定，不断优化，从而获得最大的假体稳定性。

经有限元分析显示，在模拟站立负荷的条件下，本例假体设计方案中的中断连接填充体形变较为明显，且形变主要位于结构宽厚坚实部位，与连接骨盆环中断的金属结构承受力学负荷最大的预测相符。应力集中分析显示中断连接填充体与臼杯的移行部位应力集中稍高，鉴于该部位金属结构相对坚实，再增厚的意义不大且将增加假体重量，因此，在结构设计上不做进一步处理。此外，髂骨护翼与臼杯主体移行处，仅有末端一小片区域应力集中略明显，髂骨护翼断裂风险较低。最终经医工讨论，判定假体结构的力学综合性能达标。

（1）站立状态下整体形变的初步仿真模拟（图9-9）。

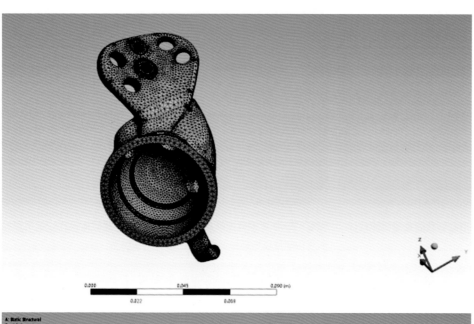

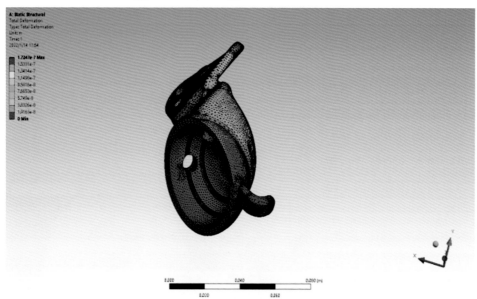

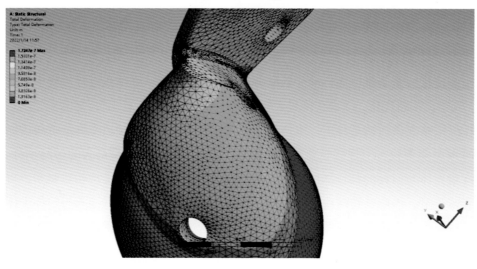

图 9-9 · B 亚型典型缺损翻修假体力学有限元整体形变模拟。显示在生理载荷下，假体形变程度低

（2）站立状态下应力集中的初步仿真模拟（图 9-10）。

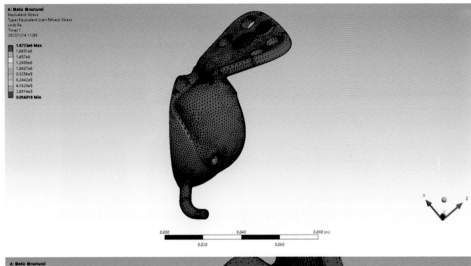

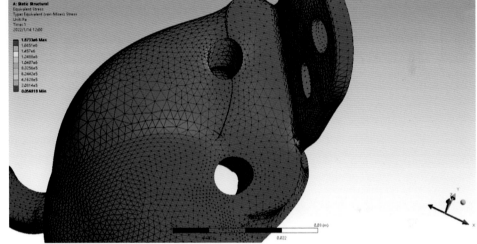

图 9-10·B 亚型典型缺损翻修假体力学有限元整体形变模拟。显示在生理载荷下，假体应力分布均匀，无严重应力集中现象，其中应力稍高区域均为宽厚圆钝的结构强化区，假体断裂、失效风险低

【手术治疗】

采用改良 SP 手术入路，术中彻底清除炎性肉芽组织，显露髋关节，取出失效髋臼假体，修整骨表面，充分暴露骨盆环中断处。仔细定位后，3D 打印个性化、一体化假体顺利植入术前规划位置，闭孔钩安装位置良好。经医工团队判定假体放置位置、角度准确后，在骶骨、耻骨、坐骨方向予以坚强固定，有效重建骨盆环连续性。

【术后影像学评估】

术后骨盆薄层 CT 数据显示，假体安装位置、角度与术前规划一致，假体与周围骨骼匹配良好；螺钉入钉位置准确、固定可靠；闭孔钩安装位置良好（图 9-11）。

【临床随访】

术后伤口愈合良好，仅在长时间运动后有轻度髋关节疼痛，静息疼痛已完全消失。有轻度跛行，但

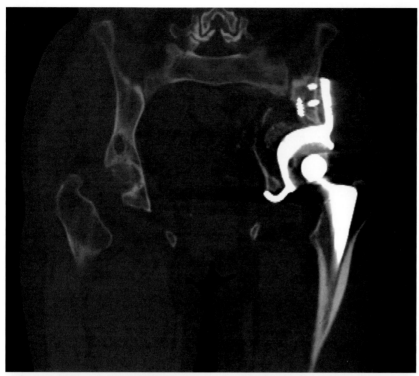

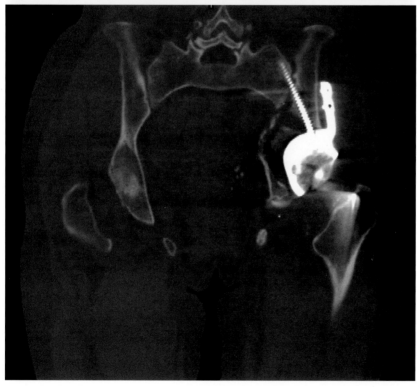

图 9-11 · B 亚型典型缺损髋臼假体翻修功能重建术后 CT 影像。显示假体精准植入缺损部位，闭孔钩位置良好，螺钉位置及角度理想，整体与术前规划一致

可弃拐行走，行走距离可完全满足日常生活需要。可正常坐起，独立穿脱鞋袜，独立上下楼梯，生活质量显著提高。

【创新观点】

B 亚型髋臼周围骨盆缺损个性化、一体化假体翻修及功能重建的治疗过程中，需特别关注如下几点。

（1）独立式中断连接填充体设计：合并 B 亚型的骨盆缺损，残存骨骼会承受异常的应力负荷，随时间推移将逐渐发生畸形改变。利用翻修假体臼杯本身（如 Jumbo 臼杯）连接骨盆环中断处是简便、可靠的传统方法之一，但具有一定的局限性。对于骨盆畸形严重者，其残存髋臼（髋臼残端）可能已经偏离正常的旋转中心位置，直接利用臼杯连接重建很难使两侧旋转中心对称，影响患者术后功能恢复，而独立的中断连接填充体设计可以同时兼顾旋转中心对称及骨盆环中断的重新连接，事半功倍。

需要指出的是，中断连接填充体虽是合并 B 亚型的骨盆缺损重建设计中的特有结构，但并非适用于所有 B 亚型患者。由于来自躯干的应力负荷通过骶髂关节及髂骨根部传递至中断连接填充体处，而下肢对躯干重力的支撑通过股骨柄支撑臼杯实现，因而，当中断连接填充体与臼杯不在同一位置时，躯干应力的传导将会"成旋转角"，即形成一种对翻修假体施加杠杆旋转运动的力的倾向。当中断连接填充体越长、与臼杯距离越远，旋转杠杆的力臂就越长，扭转的倾向就越明显，假体的固定螺钉承受的剪切力也随之增加。因此，在加设中断连接填充体前，应充分斟酌，衡量患者骨盆环中断处与旋转中心对称处间距离是否很大，以及是否有条件完全恢复旋转中心的对称性，从而权衡是否弃用中断连接填充体而直接使用臼杯本身，或者利用其他传统技术加以重建。

（2）骨盆环中断病例的髂骨护翼选择：髂骨翼外侧面为一个基本平滑、略有凹凸弯曲的骨面，其前中部平整程度较高、面积较大。标准面积的髂骨护翼可恰好固定于髂骨翼外侧面前中部，因而，护翼结构可以相对平整。在术中安装这种平整的、面积中等的护翼结构相对不复杂，在移动位置时，对术者操作的容许度亦更大。增大型髂骨护翼可以为翻修假体提供更好的力学支撑，但其面积通常大于髂骨翼外侧面前中部的平整区，因而，结构上多呈一定程度的弯曲凹凸状态。若放在理想位置上，可以获得很高的护翼–骨匹配度，但其对于位置移动的包容性非常差，且软组织暴露面积更大，操作难度更高。如假体定位出现困难，护翼未能安放在完全理想的预计位置上，增大型护翼会严重影响手术的正常进行，这在骨盆环发生中断、缺损严重并伴有不同程度骨盆畸形的 B 亚型患者中，风险更高，也更为致命。因此，若缺损合并 B 亚型，医工团队应充分沟通，权衡是否选取增大型髂骨护翼。

第二篇

3D 打印骨盆恶性肿瘤假体功能重建

第十章
基于 3D 打印的骨盆肿瘤个性化保肢重建

骨盆是人体的主要承重结构，骨盆环由双侧髂骨、髋臼、耻骨及骶骨、尾骨组成。骨盆肿瘤发病率低，占原发性骨肿瘤的 3%～4%，其中，软骨肉瘤、尤文肉瘤较常见。此外，其他器官的恶性肿瘤也可转移至骨盆，如甲状腺癌、肺癌等。骨盆肿瘤通常位置较深，解剖关系复杂，发现时肿瘤体积已经较大。当骨盆环结构受到肿瘤侵袭、破坏后，其承受应力的能力明显下降，患者静息或运动时均可出现疼痛等症状，严重者可引发病理性骨折。同时，骨盆有许多肌肉的起、止点，在破坏骨盆骨性结构的同时，肿瘤也破坏了肌肉起、止点，常造成下肢动力装置的失效。因此，骨盆肿瘤患者的下肢活动功能通常不佳，极大地影响了患者的生活质量。

在 20 世纪 70 年代前，受医疗水平和影像技术所限，术者只能根据个人经验粗略地估计肿瘤的范围，且为了防止肿瘤残留、复发，切除范围不得不相应扩大。因此，治疗以半骨盆截肢为主，使患者丧失了肢体功能，也会产生心理问题等，极大地降低了生活质量。随着 CT、MRI 的应用，对于肿瘤的边界和范围，术者有了更明确的认识。凭借外科技术的进步，以及放疗、化疗的发展，骨盆肿瘤的外科手术方式逐渐向保肢治疗的方向转变。目前，对于大部分骨盆恶性肿瘤，首选保肢手术治疗。相较于截肢手术，保肢治疗不会增加肿瘤的局部复发率，且最大程度地保留了患者的下肢功能，显著提高了生活质量。

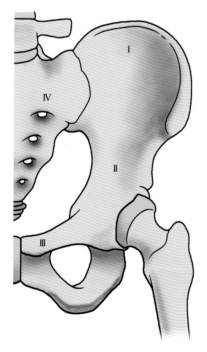

图 10-1 · 骨盆肿瘤的分区

明确肿瘤的解剖位置并精确地切除肿瘤是确保保肢手术疗效的关键。目前，国际上对于骨盆肿瘤多采用 Enneking 分区标准，即根据肿瘤侵犯的部位将骨盆环分为四个区域：Ⅰ 区为髂骨区，Ⅱ 区为髋臼区，Ⅲ 区为坐骨和耻骨区（闭孔区），Ⅳ 区为骶骨区（图 10-1）。根据切除的骨盆区域的不同，骨盆肿瘤切除术也分为四型：Ⅰ 型需切除部分或全部髂骨；Ⅱ 型行髋臼周围切除，需切除髋臼、邻近的髂骨颈部、坐骨支和耻骨支；Ⅲ 型需部分或全部切除坐骨、耻骨及部分髋臼；Ⅳ 型的切除范围涉及骶骨；H 型需切除股骨头。若肿瘤累及多个区域，其分型以组合方式表示，可表示为 Ⅰ 型 + Ⅱ 型、Ⅱ 型 + Ⅲ 型、Ⅰ 型 + Ⅱ 型 + Ⅲ 型等。根据骨盆肿瘤的发生部位不同，手术方式也有很大差别。术前应详细判断肿瘤的位置和边界，确定术中肿瘤的切除范围。

骨盆的重要功能之一是为下肢和中轴骨提供连接和力学传导，因此，当骨盆肿瘤破坏了骨盆环的完整性，或肿瘤切除后影响了骨盆环内部力学的传导时（如骨盆Ⅱ区肿瘤切除），则应对切除后造成的骨盆缺损进行重建，以保证骨盆的结构和功能稳定，促进术后功能恢复。目前，骨盆肿瘤切除后，主要有两种保肢重建方式，即生物学重建与人工假体重建。其中，生物学重建包括自体骨移植、同种异体骨移植、瘤段骨灭活再植等。自体骨移植存在创伤大、手术时间长、肿瘤局部复发、感染等严重并发症。同种异体骨重建适应范围较窄，既受到来源的限制，又存在形态难以精确匹配的问题，还有感染排异的风险。瘤段骨灭活再植存在灭活不彻底、肿瘤局部复发、骨不愈合等风险。因此，生物学重建目前已较少使用。应用人工假体重建骨盆环，传递躯干和下肢的负荷，恢复髋关节的活动和负重功能，既符合生物学和力学的要求，还具有能够实现早期活动、外形美观、长期稳定性好、术后功能恢复好等优点。因此，人工假体重建已经成为目前骨盆保肢手术首选的重建方式。

以往用于重建的人工假体多为标准型假体，包括马鞍式、冰激凌式、组配式等几种类型。马鞍式和冰激凌式人工假体要求肿瘤切除后能保留足够多的髂骨来提供支撑，对病例的要求较高。组配式假体可以分成髋臼组件、耻骨组件及髂骨翼组件等，在术中根据缺损范围使用不同的组件进行装配，一定程度上改进了术中安装的问题，但假体的整体强度和稳定性则逊于一体式假体。

对于位置较深、体积较大且形态不规则的骨盆肿瘤，尤其是涉及多个分区的肿瘤，其解剖关系和骨质破坏情况更加复杂，肿瘤切除后骨盆缺损形态不规则、个体差异大。而上述标准假体受限于型号有限、尺寸固定等无法克服的问题，往往不能满足患者所需，也无法根据术中缺损情况来调整，可能出现假体与残存骨不匹配而导致安装困难、假体松动、术后功能恢复不佳，以及假体脱位甚至断裂等情况。

近年来，3D 打印技术逐步应用于骨盆肿瘤的精准切除和功能重建。首先利用患者的 CT、MRI 等影像学资料对患者病变部位进行三维重建，在计算机上明确肿瘤切除范围及切除后骨盆缺损的形态。以此为依据设计并制备 3D 打印肿瘤模型、3D 打印辅助截骨导板、3D 打印个性化骨盆重建假体等。3D 打印肿瘤模型可用于明确肿瘤边界，术前进行手术模拟，并方便医生与患者及家属解释病情和手术方式。3D 打印截骨导板能够辅助术者精准切除肿瘤，以便后续重建。3D 打印个性化骨盆重建假体可以完美匹配肿瘤切除术后的骨盆缺损，为骨盆肿瘤切除术后的保肢重建提供了"最优解决方案"。

3D 打印个性化骨盆重建假体的设计及制备过程为，术前进行骨盆 X 线、CT 及 MRI 扫描，获取 DICOM 数据后导入计算机，对手术区域进行 3D 建模和重建，明确肿瘤范围及边界，再根据肿瘤切除原则，医工讨论确定手术切除范围，然后在软件中模拟截骨平面，设计并制备截骨导板及 3D 打印个性化骨盆重建假体。采用 Ti-6Al-4V 医用合金进行假体制备，获得的成型假体均以生物力学有限元分析为结构依据，以保证符合人体力学标准。

3D 打印个性化骨盆重建假体与传统假体比较具有诸多优势。依据患者本人的影像学资料重建病变部位，制备假体。所制假体与骨盆缺损的匹配度更好，安装难度更低，减少了假体脱位、断裂等并发症的发生。3D 打印个性化假体的形态与切除的骨骼形态一致，适合原有生理、解剖环境，重建后功能恢复更好。对设计的假体进行力学分析可保证假体符合人体力学性能标准。术前使用肿瘤模型与假体进行手术预演，使术者对于手术过程更熟悉，增加手术精确性，缩短手术时间，避免术中意外发生。

1. 手术适应证

骨盆原发性肿瘤位于骨盆区域（其中包含双侧髂骨、双侧耻骨、双侧坐骨及双侧髋臼），术前判断潜在可切除的骨与软组织肿瘤，未发生远处转移。Enneking分期为G0-2T1-2M0（ⅠA至ⅡB期）的骨盆肿瘤；或转移性骨盆肿瘤转移灶位于骨盆区域，术前判断原发灶病情可被有效控制的其他器官转移瘤，肿瘤为单发转移。年龄在16～85岁，无植入禁忌。

2. 术前"医工交叉"MDT会诊

由外科、影像科、病理科、肿瘤内科、放疗科等科室专家组成的多学科团队（multidisciplinary team，MDT），针对某一患病个体，通过会诊形式，提出适合患者的最佳治疗方案，继而由相关学科或多学科联合执行该治疗方案。在此基础上加入临床工程师团队，医生与工程师共同参与会诊，针对骨盆肿瘤患者个性化模型、导板及重建假体的设计和制备，为患者制订、实施最佳的个性化治疗方案。

骨盆肿瘤的个性化诊疗需要MDT进行协作。其核心学科包括骨科、影像科、病理科、血管外科、普外科、泌尿外科、整形外科、肿瘤内科、放疗科、康复科与临床工程师团队。在手术过程中，视肿瘤侵犯周围组织的情况请血管外科、普外科、泌尿外科、整形外科等学科共同参与MDT手术。

骨盆肿瘤患者术前应进行骨盆X线片、骨盆薄层CT、增强盆腔MRI与胸部CT检查，并进行全身骨扫描（ECT）等。此外，患者应在制订骨盆肿瘤切除与个性化重建手术规划前完成病理活检。多学科团队基于病史、体格检查、实验室检查、影像学检查、病理学检查共同明确诊断后，制订针对患者的个性化治疗方案（包括新辅助化疗、术后辅助化疗或放疗）。

3. 数据获取

临床工程师根据患者影像学资料取得数字影像信息，用于后续三维重建和3D打印骨盆病变模型、3D打印骨盆截骨导板及3D打印骨盆个性化重建假体的设计与制备。手术医生共同参与设计过程，"医工交互"共同制订初步个性化手术方案。通过骨盆CT和增强MRI两种方式获取患者骨盆数字影像信息，针对不同组织与不同需求合理选择参数。

（1）CT：CT对骨组织、造影剂的解析能力较强，是数字化设计最常用的医学数据来源。基于3D打印设计需求，CT数据需要满足以下要求。第一，设备选择方面，推荐使用螺距小的多排螺旋CT，不推荐使用传统CT或单排螺旋CT。第二，扫描范围以能够满足临床需要为准。第三，扫描间距推荐在1 mm以内，不推荐大于2 mm的扫描间距。第四，CT扫描参数应根据临床需要设定。第五，分辨率方面推荐选择像素矩阵为512×512，像素尺寸为0.5 mm×0.5 mm的CT设备。第六，扫描体位摆放正确对以后进行三维设计、测量有益处。骨盆CT扫描的体位建议采用平卧位，双下肢直立位置。第七，根据临床需要可以使用造影剂。第八，对于金属异物，CT扫描过程中会产生伪影，对导致骨骼影像精确性产生误差。

（2）MRI：MRI对软组织有较好的解析力，但鉴于MRI扫描层厚问题，一般很少使用MRI采集精确数据，多用于标注软组织、病变范围。增强MRI二维断面图像适合标记肿瘤及其浸润范围，增强MRI扫描序列中T1加权成像显示解剖结构较清楚，适用于三维模型设计。不推荐直接将MRI图像用于3D打印模型的三维重建，而可用于与CT数据融合、配准。

4. 3D打印骨盆病变模型

（1）计算机辅助设计：CAD软件处理CT、MRI扫描的数据资料，随后在计算机内进行三维重建与模拟手术，并进一步根据此设计定制假体。结合3D打印技术，则可制成1∶1的精确骨盆病变模型，供模拟肿瘤切除，设计、制作和试安装假体。

　　3D 打印骨盆病变模型是根据患者影像学数据，利用数字化设计生成三维重建模型，3D 打印制备的一种 1∶1 个性化模型，用于术前规划与模拟手术。同时，3D 打印骨盆病变模型直观地反映了骨与肿瘤软组织的情况，手术医生和工程师根据骨盆肿瘤的特点设计最佳手术入路，显露路径和截骨平面，缩短"医工交互"时间。

　　（2）3D 打印病变模型相关规范：获取数字化影像信息后，手术医生和影像科医生、临床工程师共同参与设计流程，这是将传统影像学数据转化为实体模型的重要步骤。利用专业设计软件对数字影像信息进行处理，分别提取出骨与肿瘤软组织区域生成患者骨盆骨组织的三维重建模型和肿瘤软组织的三维重建模型，利用骨盆骨性标志点（双侧髂前上棘和双侧耻骨结节）进行配准、融合。推荐使用一站式数字化手术规划平台三维重建。

　　将三维重建模型以 3D 打印机可识别的 STL 格式导出，根据临床需要选择合理的方式、材料和参数完成模型打印，并根据应用场景对模型进行后处理。3D 打印骨盆病变模型时，推荐使用成型精度较高的材料，如光敏树脂。制备 3D 打印病变模型的设备需要满足以下条件，层厚 ≤ 0.1 mm，打印精度 ≤ 0.2 mm，打印误差 ≤ 5%。完成打印后，工程师需要根据设计要求和模型情况进行适当的后处理，包括去除支撑、打磨抛光和涂料上色。去除支撑需根据打印机原理，使用推荐方式去除，包括物理去除和化学去除两种方式。因为去除支撑后可能造成模型表面粗糙，所以需要使用砂纸、砂轮或喷砂等方式打磨抛光，使模型表面平整、光滑。为了进一步区分不同组织和兴趣区域，可以使用涂料给模型表面上色。

　　5. 3D 打印骨盆截骨导板

　　3D 打印骨盆截骨导板是根据术中需要，采用计算机辅助设计、3D 打印制备的一种个性化手术器械，用于术中准确定位，辅助术中精确建立截面。

　　3D 打印骨盆截骨导板可以辅助手术医生在术中有效地判断截骨平面与方向，简化手术操作，减少术中透视次数，缩短手术时间，提高肿瘤切除精准率，并有效降低肿瘤复发率。

　　在导板设计过程中，手术医生全程参与，确定截骨范围及可用的骨性标志点。确保导板在实际手术中的安装位置与术前设计一致，并且具有手术可行性。导板设计完成后，最终由手术医生审核、确认后签字通过。

　　利用专业设计软件处理数字影像信息，并确定骨盆肿瘤边界及安全切除范围，根据实际需要设计截骨导板。骨盆恶性肿瘤安全边界为肿瘤真实边界外 3～5 cm。导板均设计为直接贴附于骨面，允许贴合面留有软组织间隙。截骨导板沿术前设计的截骨平面设计。另外，根据骨盆骨骼的解剖形态，至少选择 3 个骨性标志点（髂嵴、髂前上棘、髂后上棘、坐骨大切迹和髋臼等）；定位部分推荐设计成可引导固定针的圆孔。推荐使用一站式数字化手术规划平台设计导板。

　　将设计完成的导板三维模型以 3D 打印机可识别的 STL 格式导出，根据临床需要选择合理的方式、材料和参数完成导板打印。根据应用场景对导板进行后处理。推荐使用成型精度高、力学性能好的 3D 打印材料制备骨盆肿瘤的截骨导板，如尼龙材料。制备 3D 打印截骨导板的设备需要满足以下条件，层厚 ≤ 0.1 mm，打印精度 ≤ 0.2 mm，打印误差 ≤ 5%。完成打印后，工程师需要根据设计要求和导板情况进行适当的后处理。3D 打印导板术中会短时间接触人体组织，因此术前需消毒、灭菌。对于 3D 打印尼龙导板，在保证精度的情况下可采用高温高压快速灭菌。对于不耐高温、不耐湿热的 3D 打印材料，推荐使用低温等离子和环氧乙烷消毒法对导板消毒、灭菌。

6. 3D 打印个性化骨盆重建假体

3D 打印个性化骨盆重建假体，是根据骨盆缺损区域，采用计算机辅助设计、3D 打印制备的一种个性化手术器具，与原骨骼解剖参数相同且与残存骨骼精准匹配，用于重建骨盆肿瘤切除术后的骨盆缺损区域。3D 打印骨盆重建假体同时修复骨盆缺损与骶髂关节、耻骨联合等骨盆环的完整性，重建髋关节功能，并优化表面骨小梁多孔结构，实现个性化重建假体与骨盆病损在解剖形态、力学及生物学方面的适配，以利于重建后初始及长期稳定。

在假体设计过程中，手术医生全程参与，确定假体结构及螺钉种类、位置、方向、尺寸等，确保假体在实际安装中的位置与术前设计一致，并且具有手术可行性。假体设计完成后，由手术医生审核、确认后签字通过。

利用专业设计软件处理数字影像信息，并确定肿瘤切除后骨盆缺损区域，以及髋臼中心和髋臼开口方向，根据 Enneking 分区标准设计重建假体。重建假体主体包括髂骨翼、髋臼、耻骨支三个部分，其上增设支托平台、骶骨与闭孔钩，其内设计定位螺钉通道和具有导向功能的锁定螺钉，在假体与骨的接触面设计孔径 600～800 μm、孔隙率 60%～80% 的骨小梁多孔结构。推荐使用一站式数字化手术规划平台设计假体。

将设计完成的假体三维模型以 3D 打印机可识别的 STL 格式导出，根据临床需要选择合理的方式、材料和参数完成假体打印。推荐使用钛合金（Ti-6Al-4V）粉末打印用于骨盆肿瘤切除术后的骨盆重建假体。根据应用场景对假体进行后处理。3D 打印制备的骨盆重建假体的性能需满足相关产品标准和法规中对植入假体性能的要求。

7. 骨盆肿瘤"三位一体"个性化治疗模式

为实现骨盆肿瘤的精准切除和个性化重建，建议采用我们创建的基于 3D 打印技术的"三位一体"个性化治疗模式，即术前 3D 打印个性化骨盆病变模型进行手术规划和模拟，术中利用 3D 打印个性化骨盆截骨导板辅助精准切除肿瘤，再利用 3D 打印个性化骨盆重建假体精准重建骨盆缺损。

在骨盆肿瘤"医工交互"个性化治疗过程中，手术医生根据影像学数据确定肿瘤边界和安全截骨范围，全程参与个性化医疗器械的设计。最终的手术方案和设计方案需由手术医生和临床工程师双方签字确认后通过。骨盆肿瘤"三位一体"个性化治疗模式示意图和流程图见图 10-2 和图 10-3。

以 Ⅱ 区骨盆肿瘤（髋臼不能保留）个性化半骨盆保肢假体治疗为例。累及髋臼的骨盆肿瘤，即多为 Enneking Ⅱ 型的肿瘤，也可波及髂骨（Ⅰ 型 + Ⅱ 型），坐骨、耻骨支（Ⅱ 型 + Ⅲ 型），骶骨（Ⅱ 型 + Ⅳ 型）。Ⅱ 型骨盆肿瘤及半骨盆切除术的切除范围包括髋臼，髋关节及骨盆环完整性均被破坏，对下肢功能产生巨大的影响。骨盆切除重建的目的包括尽量保留髋臼功能、恢复骨盆环完整性、恢复肢体长度等。随着新辅助化疗等肿瘤治疗理念的发展、手术技术的提高和人工假体设计的改良，特别是 3D 打印个性化假体及基于 3D 打印的"三位一体"个性化治疗模式的应用及推广，骨盆肿瘤保肢重建的疗效不断提高。3D 打印个性化半骨盆假体可以精准重建骨盆环，传递下肢与躯干间的载荷，并且重建髋关节的活动与负重功能，较理想地满足生理学与力学需求。半骨盆置换术的术中与术后风险高，主要来源于肿瘤的切除过程，假体设计不良也会增加手术的时间、难度和创伤。

（1）术前检查与准备：进行全面的全身检查以确定患者的全身情况和有无转移，结合穿刺或切开活组织病理检查，确定肿瘤外科分期。拍摄肿瘤部位的标准且清晰的正、侧位 X 线片，并做 CT、MRI、血管造影、同位素骨扫描或 PET-CT 全身显像等检查，准确地了解肿瘤的大小、范围及其与重要血管、

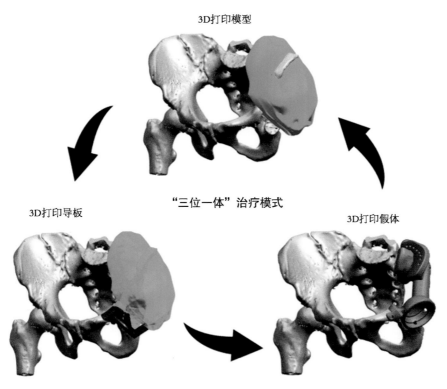

图 10-2·3D 打印个性化模型、导板和假体，"三位一体"骨盆肿瘤治疗模式示意图

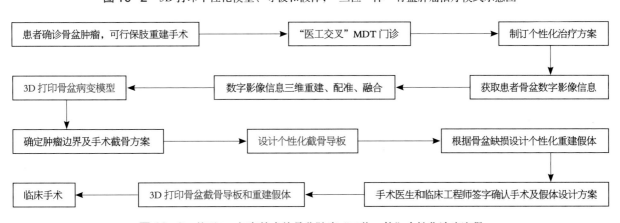

图 10-3·基于 3D 打印技术的骨盆肿瘤"三位一体"个性化治疗流程

神经的关系。根据骨盆 CT 影像数据，使用 3D 打印技术制作 1∶1 的骨盆病变模型，按手术规划设计、3D 打印制备个性化截骨导板及个性化半骨盆假体。在模型上模拟半骨盆切除术，在残留模型上进行假体试安装。

半骨盆置换术的风险大，手术前须缜密计划，需多学科讨论及合作。手术前要进行多项准备，如足量备血、肠道准备、髂内血管栓塞或腹主动脉球囊留置（也可手术中进行腹主动脉球囊留置）。

3D 打印个性化半骨盆假体的制作流程为：首先，通过 X 线片了解肿瘤的大致范围，有无软组织肿块及比邻关系。其次，结合 MRI 平扫和增强检查，判断恶性骨肿瘤的边界，尤其是侵犯肌肉的范围及血管受累与否，这是判断肿瘤边界的重要依据，必要时可以通过功能成像判断疑难病例的肿瘤边界。再次，利用骨盆肿瘤的血管成像薄层容积数据，通过组织分隔技术（tissue segmentation）进行三维成像，将肿瘤边界向周围延伸 3～5 cm，获取安全截骨范围的 3D 图像。结合获取的病变边界 3D 图像和安全截骨范围的 3D 图像，再利用 3D 打印制备个性化半骨盆假体。其基本原理是基于 CT 扫描建立患者骨盆的三维图像，使用 3D 打印技术制作骨盆肿瘤模型，模拟手术，最终 3D 打印制备出个体化骨盆重建假体，还可以计算其力学性能和安装后的应力分布。3D 打印个性化骨盆重建假体安装简便，锚固面与髋臼空间位置匹配的准确性和可操作性明显提高。

（2）手术要点与难点：采用侧卧漂浮位，患侧在上，躯干和健肢固定于手术台上。采用从耻骨到骶髂关节的标准腹股沟切口，自髂后上棘沿髂嵴向前延伸至髂前上棘，再转向内侧，平行于腹股沟韧带延伸至耻骨联合外缘，必要时可附加切口。显露髋臼周围病变的过程中，可能遇到髂部血管、股神经、男性患者的精索等，这些都是保肢手术中的关键解剖结构，要特别注意和保护。深面可遇到的解剖结构有坐骨大切迹下方的臀上、臀下血管和神经，以及坐骨神经。在显露坐骨和耻骨时可遇到会阴血管和神经、闭孔血管和神经。髋臼切除需要在三处截骨。可应用 3D 打印个性化截骨导板在上方精确截骨。前侧截骨位置通常位于髋臼前柱，或者耻骨上支基底部。后侧截骨通常在髋臼后柱，或者坐骨支；如果后柱有肿瘤，可将全部坐骨连同髋臼一并切除。

3D 打印个性化骨盆重建假体的设计与安装的基本要点为重建骨盆环的稳定性和髋关节功能，二者不可分割且相互影响。

假体与残存骨盆的连接点有三处：① 髂骨近段或骶骨。如髂骨完全截除，则必须在假体上添加钩状突起，插入骶骨上的沟槽内，使假体与骶骨间的界面应力从剪切应力转化为压应力，并借螺钉对抗分离与扭转应力，再用植入自体骨块，共同防止假体的松动和移位。② 耻骨水平支。耻骨水平支表面的股血管、神经与深层的闭孔神经，会影响水平支的暴露和假体的安放、固定，除采用有效的螺钉或锁定螺钉固定外，假体上应有支托结构插入水平支的下方，以增强承重能力。③ 坐骨支。部分生物力学研究显示，在坐位与站立位时坐骨支的载荷传导作用均不可忽视，一般应用螺钉将假体固定于坐骨支上。需切除坐骨支与坐骨结节时，假体应包含坐骨部分。在以上三个部位均能有效固定的同时，应确保髋臼假体的位置与对侧完全对称，髋臼面呈外展 45°、前倾 15°。若将髂骨翼设计得过大或与健侧对称，臀肌与髂肌可能难以对位缝合并覆盖假体的"嵴部"，假体于切口下突起，易导致伤口哆裂。若将其设计得过小或假体中不含髂骨翼，将使臀肌与髂肌张力减弱，影响髋关节和躯干的稳定性。

第十一章
主要累及Ⅰ区的骨盆恶性肿瘤个性化假体
功能重建策略

【简要病史】

2020 年 12 月起患者无明显诱因下出现左髋部及臀部酸痛。3 个月后，可扪及左髋部肿物且酸痛感加重，伴有夜间痛。到当地中医院就诊，疑为腰椎间盘突出症，行保守治疗，效果不佳。2021 年 7 月再次就诊，CT 检查提示可能为左髋恶性肿瘤。

入院时，患者左骨盆可扪及肿物约 15 cm × 12 cm，压痛（++）。患者需扶双拐行走，无法独立坐和下蹲。左足及左小腿皮温较低，左下肢肌力下降，难以主动抬高，基本丧失生活自理能力。

【影像学检查】

影像学数据采集以 CT 及 MRI 为主。CT 扫描范围包含骨盆、股骨区域。骨盆增强 MRI 可明确肿瘤边界及范围。

CT 显示左侧髂骨翼骨质破坏，病灶大小约 20 cm × 15 cm，密度不均，累及左侧骶髂关节（图 11-1）。CTA 提示肿瘤由左髂内动脉分支供血，瘤内血供丰富。骨盆增强 MRI 提示病灶明显强化。

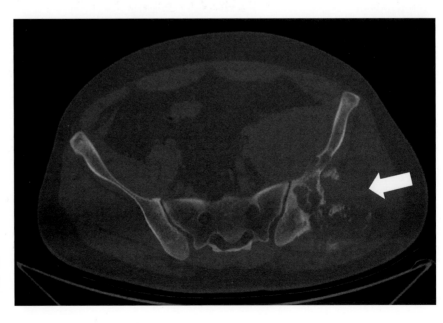

图 11-1 · 主要累及Ⅰ区的骨盆肿瘤术前 CT。白色箭头示Ⅰ区巨大肿瘤病灶，伴明显骨破坏

【医工讨论与术前规划】

1. 医工讨论

采集影像学数据后，经医工讨论，认为患者左侧骨盆有一不规则类圆形巨大肿瘤，左髂骨被广泛累及，骶骨及髋臼未见明显受累（图 11-2）。

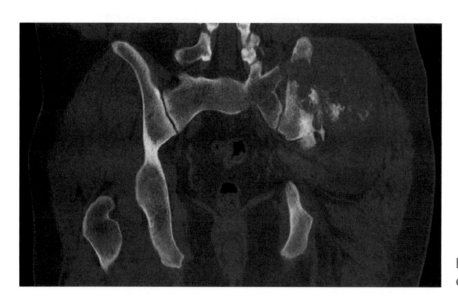

图 11-2 · 主要累及Ⅰ区的骨盆肿瘤CT。显示左髂骨大范围肿瘤及骨质破坏

骨盆CT三维重建如图 11-3 所示。经医工讨论认为，左髂骨巨大肿物，骶骨未见明显累及，髋臼上部截骨 + 骶髂关节处离断可完整切除肿瘤。

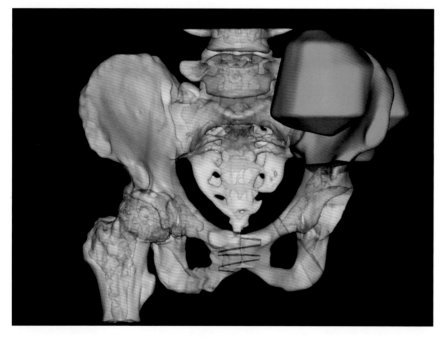

图 11-3 · 主要累及Ⅰ区的骨盆肿瘤CT三维重建。绿色示左髂骨巨大肿物

2. 术前规划

由于肿瘤累及左髂骨与髋臼移行部位，髋臼未受累及，无需髋关节重建，仅需重建左侧髂骨。左髋臼上方骨质宽厚，可为个性化髂骨假体提供可靠固定。术中需显露左髂骨翼外侧面并分离骶髂关节周围

软组织，行髋臼上方横行截骨及骶髂关节离断以完整切除髂骨肿瘤，植入个性化髂骨假体并于骶髂关节与髋臼上方予以坚强固定。

【假体设计原则】

依据主要累及Ⅰ区的骨盆肿瘤假体设计原则，结合患者骶髂关节表面形态及髋臼上方预计残留的骨质情况，采用以力学重建为主，解剖重建为辅的个性化、一体化 3D 打印髂骨假体设计。假体设计为弯曲板状桥接结构，辅以骶骨钩，以增强假体对抗躯干应力传导的能力，阻止假体向后上方向位移（图 11-4）。

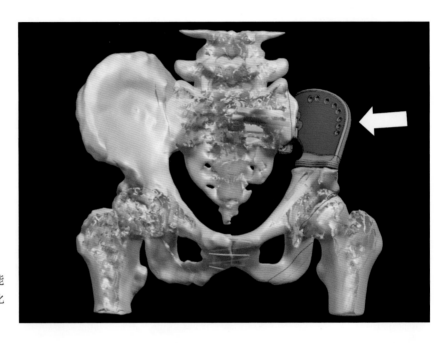

图 11-4·主要累及Ⅰ区的骨盆肿瘤功能重建假体设计。箭头示个性化、一体化肿瘤型功能重建假体

累及Ⅰ区的骨盆肿瘤的功能重建假体需精准重建肿瘤切除术后的髂骨缺损。髂骨部位具有复杂的骨骼结构及对躯干、下肢运动至关重要的肌肉的附着点。在髂骨重建的过程中，应避免完全解剖重建，要把握解剖的关键功能点（图 11-5）。具体思路为，髂骨翼板设计成简化曲面结构，既利于快速制造，又能方便术中操作；假体的弯曲弧度大致与原骨骼相似，从而最大程度地还原应力传导路径，又减少假体安装后对原骨骼周围软组织的影响。

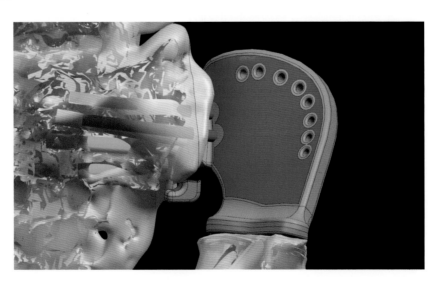

图 11-5·主要累及Ⅰ区的骨盆肿瘤功能重建假体设计。典型髂骨翼板设计

肌肉功能重建是切除主要累及Ⅰ区的骨盆肿瘤后行假体功能重建的重要环节。宜在假体的板状结构上缘，以适当的间距设置若干肌肉、肌腱缝合孔，缝合腹部、髂部及臀部等处肌群。假体板状结构的内、外侧面也可设计多孔网状结构，一方面有利于减少重量，同时也有利于周围软组织附着，从而有效地恢复周围肌肉的动力功能。金属假体较正常骨骼比重大、弹性模量高，因此，假体设计时，宜使假体体积略小于原有骨骼，以避免因假体过大导致的伤口缝合困难、张力过大，影响愈合。

骶骨钩是一种特殊的附加固定结构，可被用于各类涉及骶髂关节部分或完全离断的肿瘤型假体。骶骨钩为边缘圆滑的拐角折钩，由骨盆肿瘤型假体的骶髂部件发出，弯折搭靠于骶骨前外侧骶孔间的骨表面上（图11-6）。其可以借助钩体与骨骼的直接接触，建立传递躯干应力的力学传导旁路（脊柱-骶骨-骶骨钩-假体主体-髋关节），从而有效分担骶骨内螺钉承受的剪切应力，增加假体的整体力学稳定性，为假体对抗向后上方的位移提供"第二重保险"。

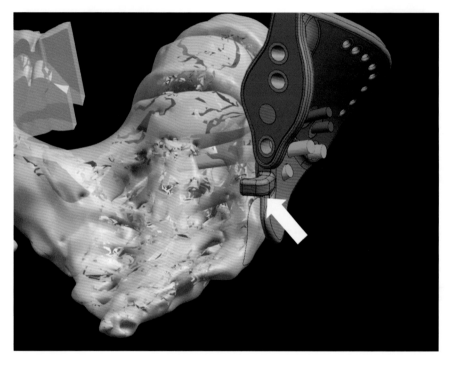

图11-6·主要累及Ⅰ区的骨盆肿瘤功能重建假体设计。典型骶骨钩设计（箭头示骶骨钩）

在累及Ⅰ区的骨盆肿瘤的个性化假体功能重建中，骶髂关节的离断与假体定位、固定是手术的关键，直接决定假体固定是否可靠、能否长期留存。通过医工讨论，精准设计假体与骶髂关节的接触面，使其形态贴合、高度适配。需要指出的是，由于骶髂关节表面覆盖有一定厚度的关节软骨，且离断骶髂关节的手术操作可能对关节软骨、周围骨结构造成一定程度的损坏，因而，在假体骶髂关节面结构设计中，宜认真考量，设计为既形态适配又圆滑流畅的结构表面，而非完全复制CT三维重建后的骶髂关节面以制备出结构复杂的假体接触面，后者在术中难以调整，掣肘术者操作，增加安放难度。

髋臼上方骨骼是主要累及Ⅰ区的骨盆肿瘤的假体力学固定强度的另一重要保证，相较于骶髂关节，此处截骨后形成的残留骨面的变化相对较小，与之相接触的假体表面多设计为平面，与残余骨面大小相同或略缩小以便于假体安装。需要指出的是，髋臼上方接触面的设计中最重要的是如何设置固定螺钉的数量、方向和位置，不仅需要避免螺钉间干扰，不能使钉孔间距过小，保证螺钉置入骨内的长度足够、置钉角度简便易行等，还须考量髋关节的运动学问题。由于人体髋关节有光滑的软骨表面，骨内具有复杂敏感的神经末梢，因而，关节结构一经破坏即可引发患者的明显不适，导致髋关节运动受限。在髋臼上方设计螺钉孔时，不仅需要确切避开所有髋臼表面结构，还应在此基础上留出操作空间，以防假体长期留存后螺钉随应力刺激松动、发生位移而突入关节内（图11-7）。

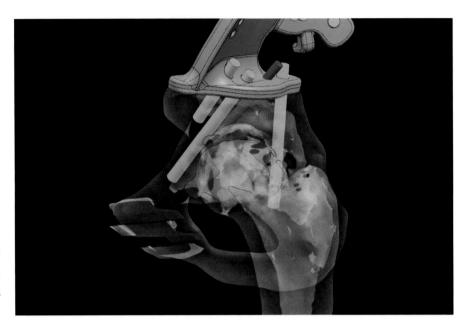

图11-7 · 主要累及Ⅰ区的骨盆肿瘤功能重建假体设计。显示髋臼周围螺钉很好地避开髋关节，并于螺钉周围留有充分的操作空间

骨盆肿瘤手术需完整切除瘤体和受累骨骼，因此，骨盆肿瘤型假体须重建骨盆缺损，成为骨盆应力传导的"枢纽"，在骨盆环整体力学性能中的重要性也显著提高，因而，力学评估更有价值。

通过有限元仿真模拟，可为医工团队评估主要累及Ⅰ区的个性化、一体化骨盆肿瘤型重建假体的设计提供结构优化的思路。经反复改进，本例假体的结构力学模拟结果见图11-8、图11-9。

（1）站立状态下整体形变的初步仿真模拟（图11-8），形变主要集中在髋臼部分与骨接触面的前端，此处为预先强化的预计高形变区，借助圆形倒角结构，大大降低了断裂、形变风险。

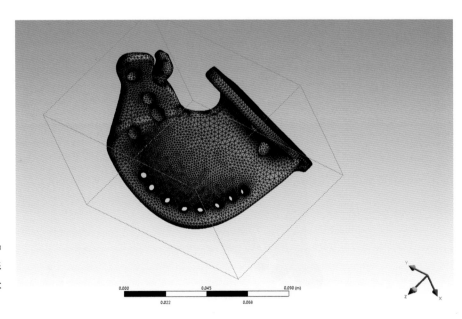

图11-8 · 主要累及Ⅰ区的骨盆肿瘤功能重建假体力学有限元整体形变模拟。显示在生理载荷下，假体形变程度低

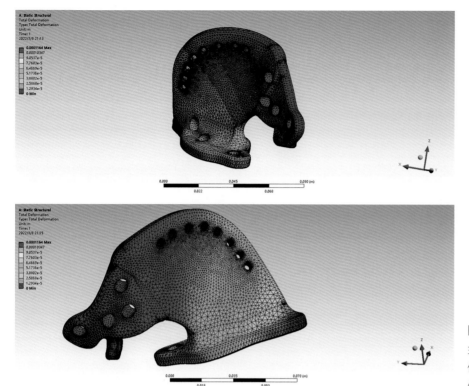

图 11-8（续）· 主要累及 I 区的骨盆肿瘤功能重建假体力学有限元整体形变模拟。显示在生理载荷下，假体形变程度低

（2）站立状态下应力集中的初步仿真模拟（图 11-9），假体在髂骨板状结构和骶髂接触面结构之间的移行处存在应力集中，此为二者表面曲面函数过渡所致，为正常现象。实际上，该处应力集中程度较低，且已经过圆滑过渡的结构强化处理，使其在应力下断裂和严重形变的风险得到控制。

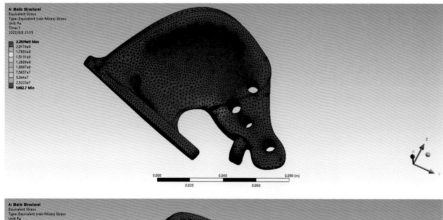

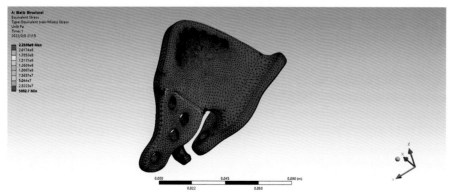

图 11-9 · 主要累及 I 区的骨盆肿瘤功能重建假体力学有限元应力分布模拟。显示在生理载荷下，假体应力分布均匀，无严重应力集中现象

【手术治疗】

患者全麻后，取右侧卧位，沿髂前上棘、髂嵴、髂后上棘及其下 5 cm 逐层切开，显露髂骨肿瘤。安装 3D 打印个性化导板辅助精准定位截骨线，经髋臼上方横行截骨，离断骶髂关节后，完整取出肿瘤瘤体及受累髂骨。随后适当修整骨面，依术前规划安放重建假体。C 臂 X 线透视证实假体位置理想后，由骶髂关节及髋臼上方依次置入螺钉，牢靠固定骨盆假体。手术过程见图 11-10 和图 11-11。

【创新观点】

主要累及 Ⅰ 区的骨盆肿瘤 3D 打印个性化、一体化假体功能重建治疗过程中，需特别关注以下几点。

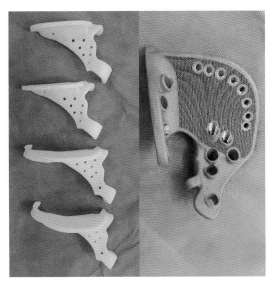

图 11-10 · 主要累及 Ⅰ 区的骨盆肿瘤手术影像。示 3D 打印个性化手术定位导板及个性化、一体化骨盆肿瘤功能重建假体

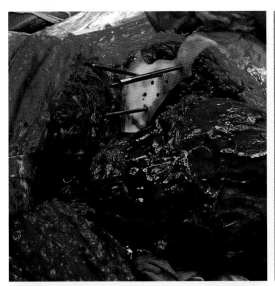

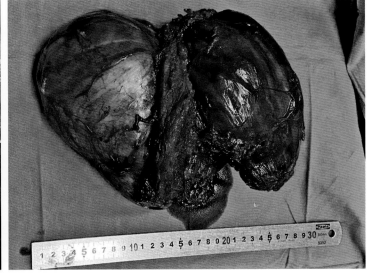

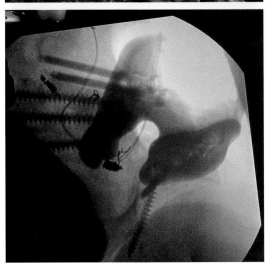

图 11-11 · 主要累及 Ⅰ 区的骨盆肿瘤手术影像

（1）如何兼顾力学重建与解剖重建：完整切除累及Ⅰ区的骨盆肿瘤后，骨盆缺损范围大。髂骨体积大、曲面凹凸多变，若完全还原其解剖结构，不仅复杂，术中难以操作和安装，还存在假体自重过大、安装后伤口张力高等问题。针对Ⅰ区肿瘤切除后重建，宜将髂骨简化为厚度均一的板状结构，与原髂骨大体一致即可。板状结构与髋臼、骶髂关节的移行部宜圆滑过渡，以模拟原髂骨在这两处的结构强化。板状结构应较原髂骨更小，以降低金属假体边缘对皮下组织的张力刺激。此外，板状结构上缘还应增设肌肉缝合孔以利于关节功能重建。

（2）应用骶骨钩强化假体固定：骶骨钩是涉及骶髂关节离断的骨盆肿瘤型假体中常使用的一种重要的辅助强化结构，它通过直接搭碰骶前骨骼的方式，有效建立应力传导旁路，为假体分担了剪切应力。需要指出的是，鉴于骶骨前方有复杂的神经丛和血管网络，因而，骶骨钩的长度和宽度都应经医工讨论确定，以免过大、过宽的骶骨钩损伤周围组织或阻挡术中安装。此外，骶骨钩的位置也需要精准定位，应搭碰、定位于骶孔之间的骨质上，切忌仅考虑骶骨钩长度和宽度而忽略定位的准确性，导致术中骶骨钩搭碰骶孔部位，损伤骶丛神经。

第十二章
主要累及Ⅰ、Ⅱ区的骨盆恶性肿瘤个性化假体功能重建策略

【简要病史】

患者男性，30岁。2014年，因左臀部酸痛、麻木就诊，发现左骨盆肿块，诊断为左骨盆软骨肉瘤，行左骨盆肿瘤切除术。2017年，因肿瘤复发再次行左骨盆软骨肉瘤切除及钢板内固定术。

2020年11月，左骨盆软骨肉瘤再次复发，入我院治疗。临床查体见左盆部前外侧明显隆起，压痛（＋）。行走功能严重受限，需扶杖行走。无法穿鞋袜及坐低矮板凳，无法独立上下楼梯。

【影像学检查】

影像学数据采集以CT及MRI为主。CT（或X线片）可以获取清晰的骨盆骨骼结构信息，为病情评估、假体设计和手术规划提供影像学证据（图12-1，图12-2）。MRI可以明确肿瘤边界。其中，CT及MRI扫描范围以骨盆为核心，包含股骨区域（图12-1，图12-2，图12-3）。

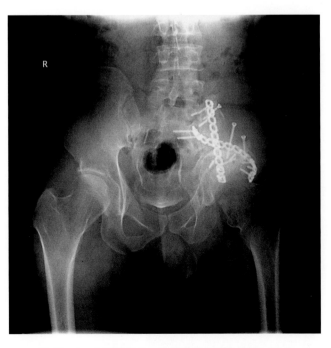

图12-1 · 主要累及Ⅰ、Ⅱ区的骨盆肿瘤术前X线片

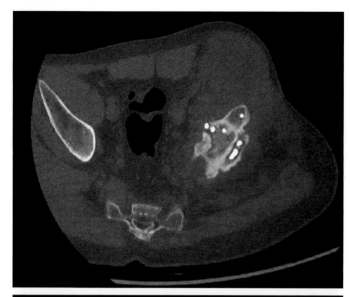

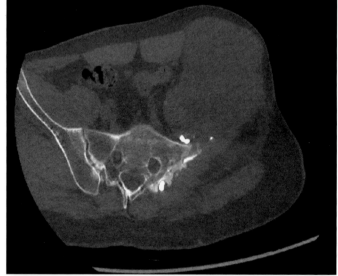

图12-2·主要累及Ⅰ、Ⅱ区的骨盆肿瘤术前CT

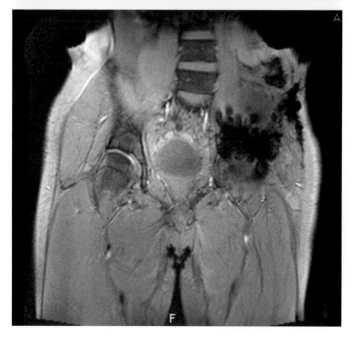

图12-3·主要累及Ⅰ、Ⅱ区的骨盆肿瘤术前MRI

影像学结果显示左骨盆巨大肿物，向后内上方侵及骶髂关节周围，向前下方侵及髋臼，向内侧突入盆腔前中部。肿瘤区域内见2块钢板及多枚螺钉。

【医工讨论与术前规划】

1.医工讨论

影像学数据采集后，经医工讨论认为，患者为主要累及Ⅰ、Ⅱ区骨盆恶性肿瘤术后复发的典型病例。骨盆CT三维重建显示，左骨盆髂骨大范围骨破坏、缺损，累及骶髂关节周围但未突破关节面，向前下方累及髋臼上方（图12-4）。肿物向盆腔内外延伸，包裹2块钢板及多枚螺钉，并包绕重要血管及神经。

图12-5为骨盆CT三维重建。医工讨论认为，本例为骨盆肿瘤局部复发，一般情况尚好，应扩大切除范围以完整切除复发病灶并重建骨盆缺损。可按照Ⅰ、Ⅱ区骨盆肿瘤假体功能重建原则进行个性化治疗。

2.术前规划

患者骨盆肿瘤向后上方侵及骶髂关节周围区域，但未突破骶髂关节面（图12-6）。可根据骶髂关节面形态进行个性化接触面重建，于术中行骶髂关节离断及假体定位安装。髋臼上方受累及，按肿瘤边界扩大切除原则截骨，可应用髋臼杯假体重建髋关节。

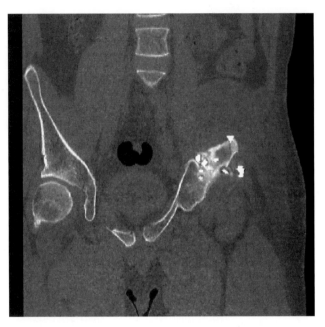

图12-4·主要累及Ⅰ、Ⅱ区的骨盆肿瘤术前CT。显示髂骨及髋臼大范围骨缺损

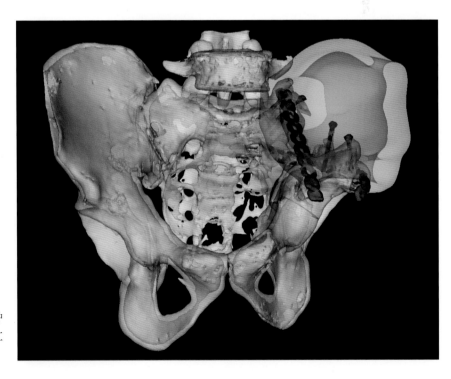

图12-5·主要累及Ⅰ、Ⅱ区的骨盆肿瘤术前CT三维重建。绿色示肿瘤，红色示金属内植物

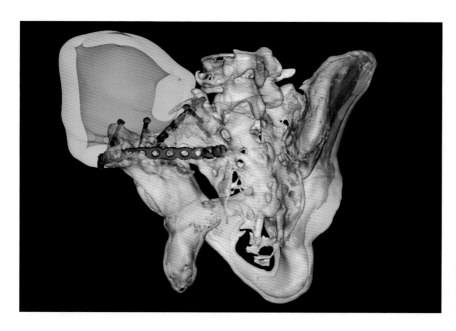

图 12-6 · 主要累及 I 、II 区的骨盆肿瘤术前 CT 三维重建。显示肿瘤尚未突破骶髂关节面

术中需显露左髂骨外侧、左髋关节及左骶髂关节，行髋臼上方截骨及骶髂关节离断，以完整切除肿瘤及取出置入的钢板和螺钉。肿瘤切除后，在骶骨骶髂关节面、髋臼截骨面精准安放 3D 打印个性化重建假体并坚强固定。

【假体设计原则】

基于主要累及 I 、II 区的骨盆肿瘤重建假体设计原则，参照骶骨骶髂关节面及髋臼截骨面精准重建，重点关注假体-骶髂关节面的匹配度。以精准、完整切除肿瘤为基础，力学重建为主的模式行左骶髂关节-髂骨-髋臼缺损的 3D 打印个性化假体功能重建（图 12-7）。累及 I 、II 区的骨盆肿瘤切除后，骨盆缺损范围较大，个性化重建假体宜由髂骨重建假体与髋臼重建假体两部分构成，术中二者借助压配接口组配安装。

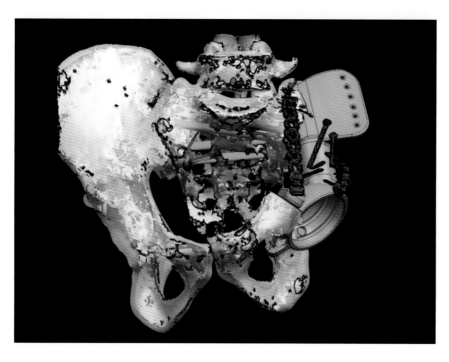

图 12-7 · 主要累及 I 、II 区的骨盆肿瘤功能重建假体设计

与单纯累及 I 区的骨盆肿瘤相比，累及 I 、II 区的骨盆肿瘤切除后缺损范围更大，髋臼固定难度更高，因此，对假体的减重及坚强固定要求亦更高。骶骨骶髂关节面的固定是累及 I 、II 区骨盆假体重建稳定性的关键，需根据患者的骨盆 CT 及 MRI 影像，精准还原骶髂关节离断后骶骨表面结构，在适当简化处理后形成结构适配且易于安装的假体接触面（图 12-8）。

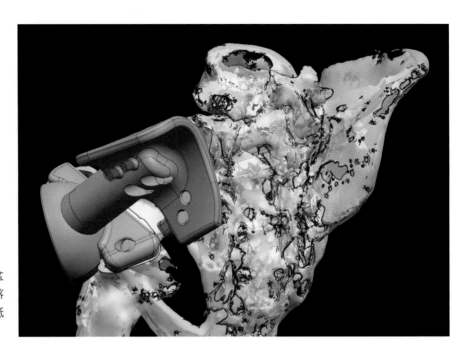

图 12-8 · 主要累及 I 、II 区的骨盆肿瘤功能重建假体设计。显示利用髂骨翼板结构及螺钉，将假体固定于骶髂关节面之上

其次，应充分考量髂骨替换件与髋臼部件组配连接的需求，因而，在设计时常需对髂骨解剖结构进行简化。具体体现为假体髂骨替换件不再采用与髂骨基本一致的弯曲板状结构设计，而是采用带有髂骨弧度的翼状结构设计，后者与骶骨的接触面圆滑延续，在前下方与柱状结构融合，借助柱状结构末端的压配接口实现与髋臼重建部件的组配安装（图 12-9）。

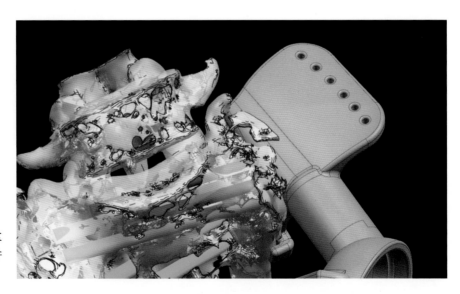

图 12-9 · 主要累及 I 、II 区的骨盆肿瘤功能重建假体设计。髂骨替换件的典型设计

根据髂骨形态设计翼状结构的外上缘，适当缩小，以免伤口缝合张力过大；翼状结构边缘设计若干肌肉缝合孔，以便肌肉缝合及功能重建。

为增强骶骨固定可靠性，在髂骨重建部件的前下缘增设骶骨钩一枚，由髂骨部件发出，向内折弯搭靠于骶骨前外侧缘骨表面（图 12-10）。骶骨钩精准定位安装后，可有效分担经由骶骨传导至髂骨重建部件的躯干应力，对抗假体向后上方位移的倾向，为骨盆重建假体的整体稳定性提供"第二道保险"。

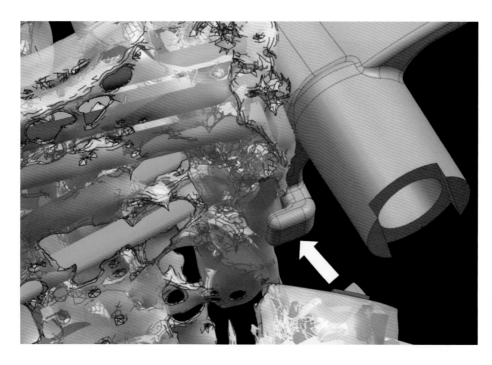

图 12-10 · 主要累及Ⅰ、Ⅱ区的骨盆肿瘤功能重建假体设计。箭头示个性化骶骨钩

髋臼部件的设计中，首先要确定最佳的Ⅱ区截骨位置，再通过计算机模拟得到截骨后的残余髋臼结构，根据髋臼残余骨表面形态，精准设计与之匹配的假体-髋臼接触面。接触面应简化为厚度适中的横板结构，并使其与髋臼杯主体融合（图 12-11）。切忌完全依照截去的Ⅱ区骨骼结构设计髋臼重建部件，以免假体自重过高、结构形态复杂、安装困难。

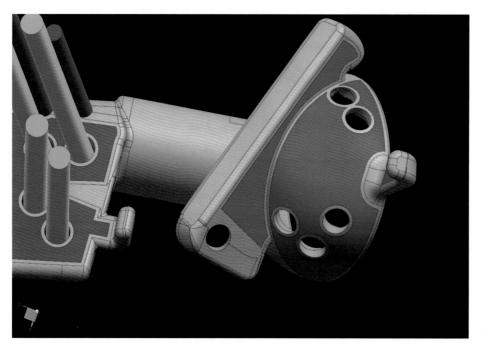

图 12-11 · 主要累及Ⅰ、Ⅱ区的骨盆肿瘤功能重建假体设计。髋臼部件的典型设计

鉴于部分累及Ⅰ、Ⅱ区的骨盆肿瘤可完整保留闭孔上方骨质，可利用闭孔钩强化髋臼部件的固定稳定性。根据截骨后残余的髋臼下方骨质精准设计闭孔钩，由髋臼杯下缘向下延伸，向闭孔方向弯折，避开闭孔血管及神经，并搭碰闭孔上缘骨表面，有效对抗髋臼杯向后上松动、位移的倾向（图12-12）。

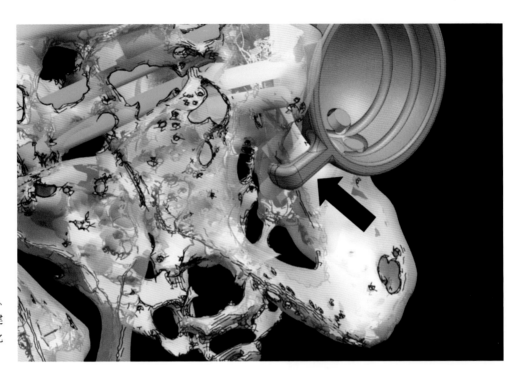

图 12-12·主要累及Ⅰ、Ⅱ区的骨盆肿瘤功能重建假体设计。箭头示个性化闭孔钩

有限元力学模拟分析对累及Ⅰ、Ⅱ区的骨盆重建假体设计的优化至关重要。通过模拟假体在生理负荷下的形变及应力集中情况，可在关键结构处予以修改和强化，以避免假体的严重形变甚至断裂。经优化的假体力学模拟情况如下。

（1）站立状态下整体形变的初步仿真模拟可见骶髂关节部位形变程度尚可，髋臼前上缘形变较大，考虑为股骨头及内衬直接对抗躯干重力负荷所致（图12-13）。据此，髋臼杯体厚度针对性设计充分且合理，可有效防止髋臼杯严重形变和断裂。

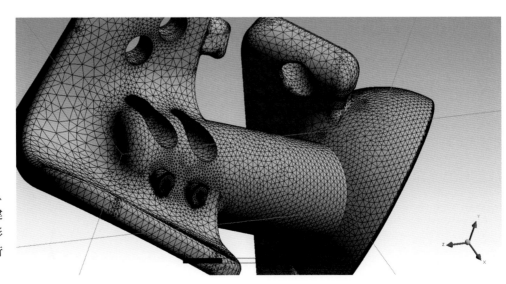

图 12-13·主要累及Ⅰ、Ⅱ区的骨盆肿瘤功能重建假体力学有限元整体形变模拟。显示在生理载荷下，假体形变程度低

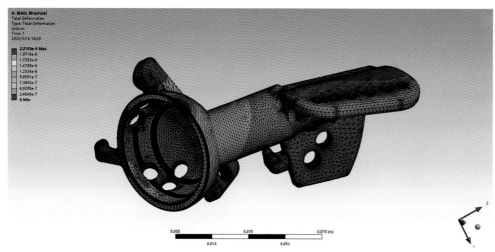

图 12-13（续）· 主要累及 I 、II 区的骨盆肿瘤功能重建假体力学有限元整体形变模拟。显示在生理载荷下，假体形变程度低

（2）站立状态下应力集中的初步仿真模拟（图 12-14）可见假体整体应力集中程度较低，应力集中出现于骶髂关节面与短翼结构移行处、短翼结构与柱状结构移行处、髋臼杯体与柱状结构移行处、髋臼接触面板状结构与臼杯主体移行处，以及部分髋臼杯表面。上述各移行部位的应力集中为曲面结构融合设计中产生的正常过渡现象，而髋臼杯本身表面的应力集中可通过选择适当的杯体厚度优化。

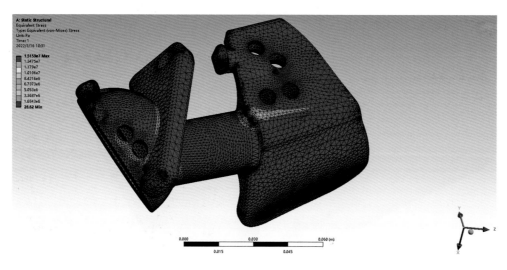

图 12-14 · 主要累及 I 、II 区的骨盆肿瘤功能重建假体力学有限元应力分布模拟。显示在生理载荷下，假体应力分布均匀，无严重应力集中现象

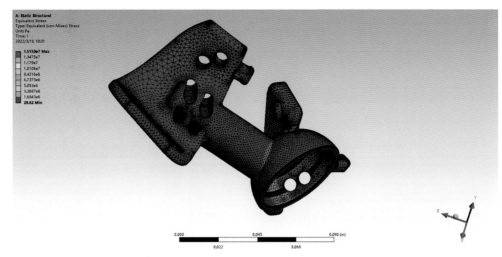

图 12-14（续）·主要累及Ⅰ、Ⅱ区的骨盆肿瘤功能重建假体力学有限元应力分布模拟。显示在生理载荷下，假体应力分布均匀，无严重应力集中现象

【手术模拟】

3D 打印个性化假体加工完成后，术前需进行手术模拟，以进一步完善术前准备，核验假体质量及结构精准度。根据患者术前骨盆 CT 三维重建数据，3D 打印制备 1∶1 的个性化骨盆模型，在骨盆模型上模拟肿瘤切除与假体安装。模拟手术效果如图 12-15 所示。

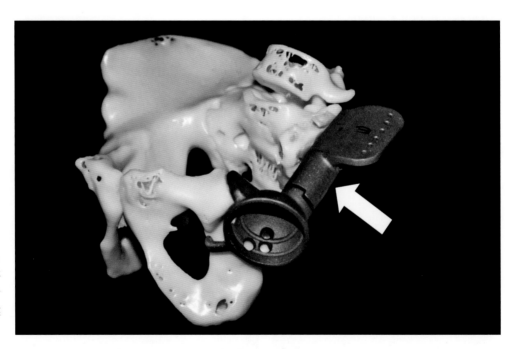

图 12-15·主要累及Ⅰ、Ⅱ区的骨盆肿瘤模拟手术影像。箭头示 3D 打印个性化骨盆肿瘤功能重建假体

【手术治疗】

患者全麻后取右侧漂浮体位，沿原手术切口逐层切开，显露肿瘤。术中见髂骨大部分缺失，钢板及螺钉部分松动、断裂。将钢板及螺钉取出，于髋臼处精准安放截骨导板并行截骨。骶髂关节离断后，完整取出肿瘤及金属内植物，术中测量肿瘤大小约 15 cm×15 cm×7 cm。

于骶骨骶髂关节面与髋臼残端定位、匹配髂骨及髋臼重建部件，参考骶骨钩及闭孔钩位置辅助判断。待假体各部件定位理想后，组配假体，于骶髂关节面、髋臼残端行坚强固定（图 12-16）。

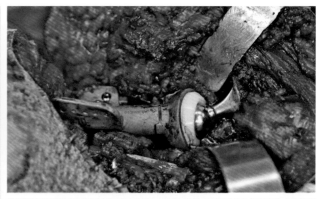

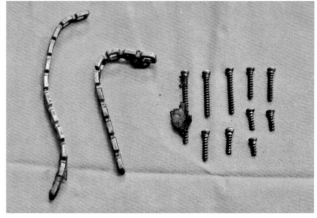

图 12-16 · 主要累及 Ⅰ 、Ⅱ 区的骨盆肿瘤假体功能重建手术影像

【术后影像学评估】

术后 X 线片显示假体位置良好，假体各部件及螺钉固定稳定（图 12-17）。术后 CT 三维立体位置评估示假体安装位置与术前规划基本一致（图 12-18）。

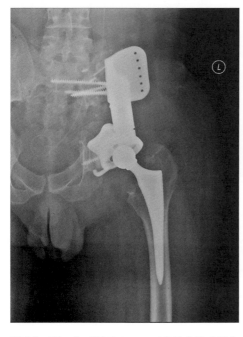

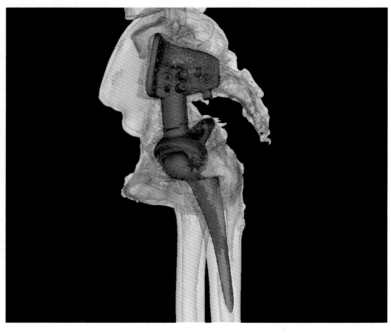

图 12-17 · 主要累及 Ⅰ 、Ⅱ 区的骨盆肿瘤假体功能重建术后 X 线影像

图 12-18 · 主要累及 Ⅰ 、Ⅱ 区的骨盆肿瘤假体功能重建术后 CT 三维重建。显示假体整体位置理想，与术前规划高度一致

【创新观点】

主要累及Ⅰ、Ⅱ区的骨盆肿瘤 3D 打印个性化假体功能重建治疗过程中，需特别关注以下几点。

（1）髋臼截骨位置的精准定位：对于主要累及Ⅰ、Ⅱ区的骨盆肿瘤患者而言，一般不会将髋臼完全截除，而是截除部分髋臼，这将留下个性化的髋臼残端截面，其形态与患者髋臼结构、截骨位置和角度均有关。针对髋臼残端截面精准设计板状接触面结构，配合髋臼杯主体的半球体结构，可以实现与截骨后残留截面和残留半个髋臼的大面积贴合（图 12-19）。然而，虽然上述结构设计可为髋臼重建部件提供良好的固定和可靠的力学稳定性，但若髋臼截骨的位置、角度与术前规划出现较大偏差，则很可能发生接触面结构不适配和髋臼杯外壳卡顿等，导致髋臼部件无法顺利定位安装，妨碍手术正常进行。在此情况下，对髋臼残端骨面进行二次修整的难度极高，且容错率很低。

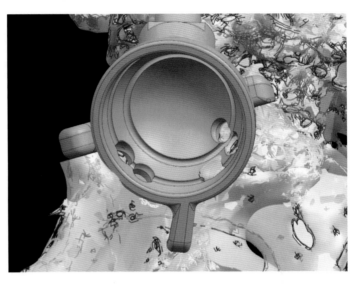

图 12-19·主要累及Ⅰ、Ⅱ区的骨盆肿瘤功能重建假体设计。显示髋臼部件与髋臼截骨残余面高度精准吻合

由此可见，髋臼部位截骨位置的精准定位对累及Ⅰ、Ⅱ区的骨盆肿瘤假体重建至关重要。在髋臼截骨导板设计过程中，不仅需要考虑髋臼唇和髋臼壁，还需要参考髋臼周围复杂的骨骼结构，在不影响手术显露的前提下，利用多个位点辅助精准定位。

（2）短翼与柱状结构单元的融合设计：短翼结构是髂骨重建部件的主要结构单元，与骶髂关节接触面相邻，与柱状结构流畅过渡，形成圆滑折弯（图 12-20）。在柱状结构单元的设计过程中，应充分利用前述折弯区域，将柱状结构的起始点设计于折弯中心处，这种设计方式可以最大程度地提高柱体结构与短翼融合部位的力学强度，使柱状单元与短翼单元、骶髂接触面单元之间具有最大的接触面积，且融合后的表面结构更加平整流畅，融合区的应力集中程度亦更低。

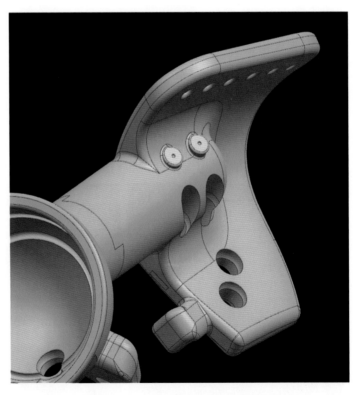

图 12-20·主要累及Ⅰ、Ⅱ区的骨盆肿瘤功能重建假体设计。显示髂骨翼板与柱状结构之间圆滑地融合、过渡

第十三章

主要累及 II 、 III 区的骨盆恶性肿瘤个性化假体功能重建策略

【简要病史】

患者女性，41 岁。2020 年 8 月，因月经期不适体检中发现右骨盆肿物，增强 CT 及 MRI 提示可能为右骨盆软骨肉瘤。2020 年 10 月，在当地医院行右骨盆恶性肿瘤切除术，术后未行重建，骨盆缺损行旷置处理。术后患者右下肢短缩，肌肉萎缩，严重跛行。

入院时患者基本无法行走、坐椅或下蹲，双下肢明显不等长，右下肢较左侧短缩约 6 cm，严重影响生活质量。

【影像学检查】

影像学数据采集以 CT 及 MRI 为主，增拍双下肢全长 X 线片以明确患肢短缩程度等。CT 扫描范围以骨盆为核心，着重关注骨盆缺损旷置部分，兼顾股骨区域。

X 线及 CT 结果显示右侧骨盆部分缺失，包括髋关节（髋臼及股骨头）、耻骨、坐骨，右侧髂骨及骶髂关节完整（图 13-1，图 13-2）。

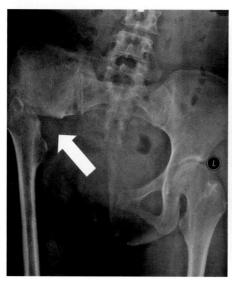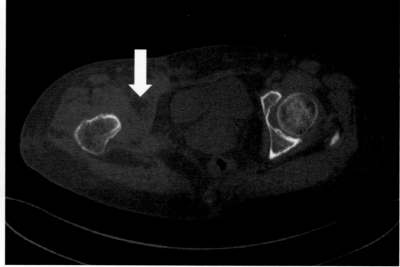

图 13-1 · 主要累及 II 、 III 区的骨盆肿瘤术前 X 线片及 CT。箭头示肿瘤切除旷置术后巨大骨盆缺损

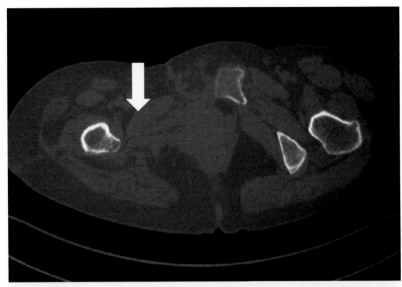

图 13-1（续）· 主要累及Ⅱ、Ⅲ区的骨盆肿瘤术前 X 线片及 CT。箭头示肿瘤切除旷置术后巨大骨盆缺损

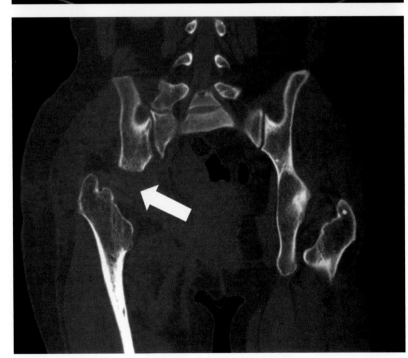

图 13-2 · 主要累及Ⅱ、Ⅲ区的骨盆肿瘤典型术前 CT（冠状面）。箭头示肿瘤切除旷置术后巨大骨盆缺损

【医工讨论与术前规划】

1. 医工讨论

影像学数据采集后，医工讨论认为此为主要累及Ⅱ、Ⅲ区骨盆肿瘤切除后旷置病例。骨盆 CT 三维重建显示右侧髂骨下缘横行截骨，右侧耻骨联合处完全离断。

骨盆 CT 三维重建可见右骨盆髂骨截骨线平直、完整，耻骨联合处离断，残余骨骼质量良好（图 13-3）；具备髋关节及骨盆环的手术重建条件，可依据累及Ⅱ、Ⅲ区的骨盆肿瘤个性化功能重建原则进行治疗。

2. 术前规划

适当修整患者右侧髂骨下缘截骨面及耻骨联合残端的骨面，可与设计的个性化骨盆假体接触面匹配

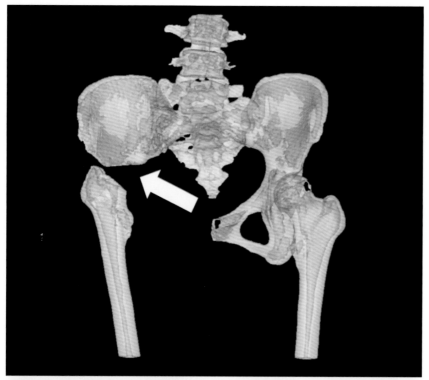

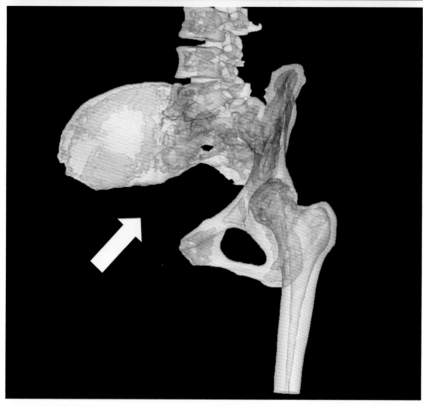

图 13-3 · 主要累及 Ⅱ、Ⅲ 区的骨盆肿瘤术前 CT 三维重建。箭头示肿瘤切除旷置术后巨大骨盆缺损

并固定。术中显露骨盆缺失部位，于髂骨残端放置含右髋关节的骨盆假体主体，于耻骨联合部位安装耻骨假体，然后将两者组配、连接。经医工讨论，认为患者右侧旋转中心明显上移约 6 cm，髋关节缺失、旷置时间较长，周围肌肉、血管及神经已挛缩，完全恢复患侧旋转中心困难，可能发生与血管、神经等相关的并发症，应增设备选方案。

【假体设计原则】

基于主要累及Ⅱ、Ⅲ区的骨盆肿瘤假体设计原则，重点实现骨盆环（髋臼及耻骨）的个性化3D打印假体功能重建。半骨盆假体包含主体和耻骨连接部件两部分（图13-4）。

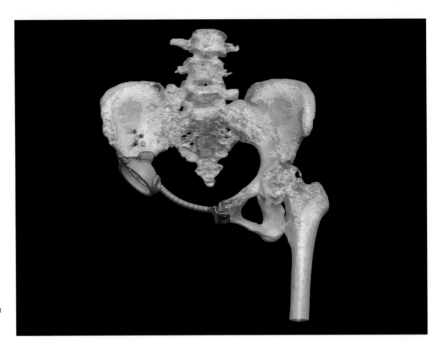

图 13-4·主要累及Ⅱ、Ⅲ区的骨盆肿瘤个性化功能重建假体设计

具体设计为，假体主体结构为一个带护翼的锥形底座，与髂骨残端的接触面宽大，向下逐渐缩窄，与髋臼杯融合（图13-5）。与髂骨残端充分地接触可以保证假体上方固定的稳定性，而向下延续的缩窄型设计可以在保证力学强度的同时减重。在髂骨接触面的外侧设计髂骨护翼，与髂骨翼外侧骨骼形态适配，通过置入髂骨双侧皮质螺钉以实现稳固安装。

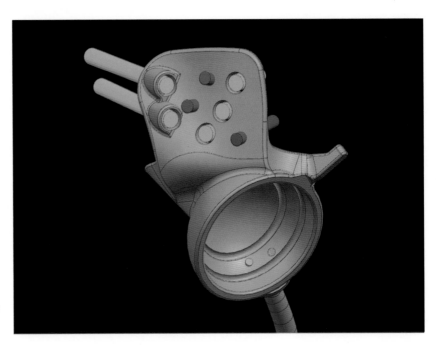

图 13-5·主要累及Ⅱ、Ⅲ区的骨盆肿瘤个性化功能重建假体设计

在髂骨接触面前侧、内侧设计钩板结构，与髂前及髂骨翼内侧面骨骼形态适配，不仅可在假体安装过程中用于辅助定位，还可阻止假体向后、外侧移位，增强假体稳定性（图 13-6）。

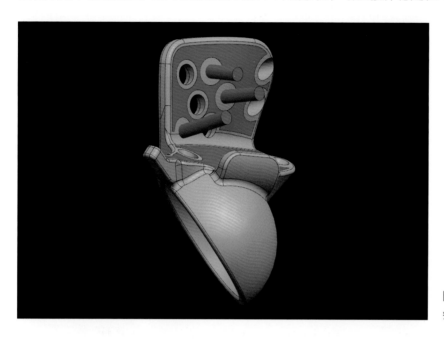

图 13-6 · 主要累及 Ⅱ、Ⅲ 区的骨盆肿瘤个性化功能重建假体设计

设计两种假体主体结构，其中，髋臼杯、髂骨接触面不变，假体主体旋转中心下拉距离分别为 6 cm 或 3 cm。可在术中根据缺损周围肌肉、血管及神经的情况，综合判断最理想的下拉距离，酌情选用。

此外，针对耻骨联合残端，设计形态适配、安装简易的耻骨残端接触板、臼杯接触板及连接杆，并将三者融合设计为耻骨连接部件。该部件也准备两套设计方案，其中，耻骨残端板不变，臼杯接触板及连接杆分别匹配上述两种假体主体结构。

在 Ⅱ、Ⅲ 区骨盆肿瘤个性化功能重建假体的设计过程中，应用有限元力学模拟分析、判断假体在生理负荷下的形变及应力集中情况，以对结构设计进行修改。假体生物力学模拟如下。

（1）站立状态下整体形变的初步仿真模拟（图 13-7），臼杯前上部在站立载荷下形变最大，故而在设计耻骨连接板位置时，在基本符合解剖规律的前提下，尽量避开了此形变最大区，从而最大程度地确保了耻骨连接件与假体主体部件连接的稳定性。

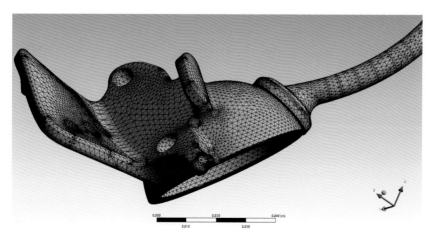

图 13-7 · 主要累及 Ⅱ、Ⅲ 区的骨盆肿瘤功能重建假体力学有限元整体形变模拟。显示在生理载荷下，假体整体形变较低，假体部件连接部位形变不高

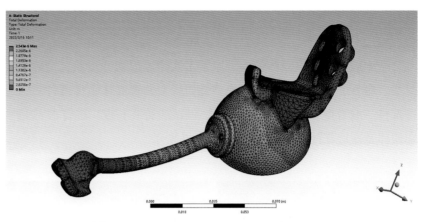

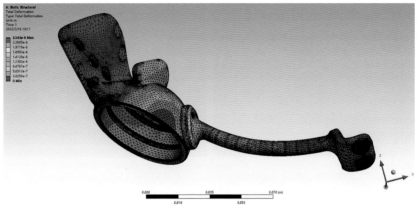

图13-7（续）·主要累及Ⅱ、Ⅲ区的骨盆肿瘤功能重建假体力学有限元整体形变模拟。显示在生理载荷下，假体整体形变较低，假体部件连接部位形变不高

（2）站立状态下应力集中的初步仿真模拟显示，通过圆滑的弧度设计，耻骨连接杆长杆全程均避免了应力集中的出现（图13-8）。臼杯与锥形基座之间移行部位有轻度应力集中，借助圆滑宽厚的融合结构设计，在不过度增大假体自重的前提下，最大程度地增强了结构强度，从而避免假体断裂。

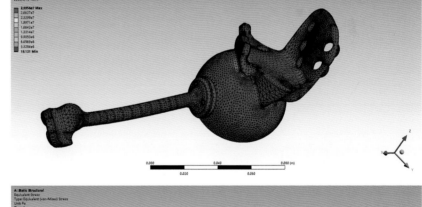

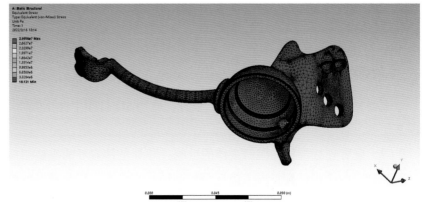

图13-8·主要累及Ⅱ、Ⅲ区的骨盆肿瘤功能重建假体力学有限元应力分布模拟。显示在生理载荷下，假体应力分布均匀，无严重应力集中现象

【手术治疗】

全麻后取左侧漂浮体位，沿原手术入路逐层切开皮肤，清除瘢痕组织，充分显露后见右侧髋臼及股骨头、耻骨、坐骨缺失。适当修整骨面后，放置假体主体部件。沿耻骨结节方向做横切口并放置耻骨连接部件。股骨侧扩髓、安装股骨柄，调试股骨头长度。C 臂 X 线透视证实假体安装位置准确后，螺钉固定假体及连接部件。手术过程如图 13-9 所示。

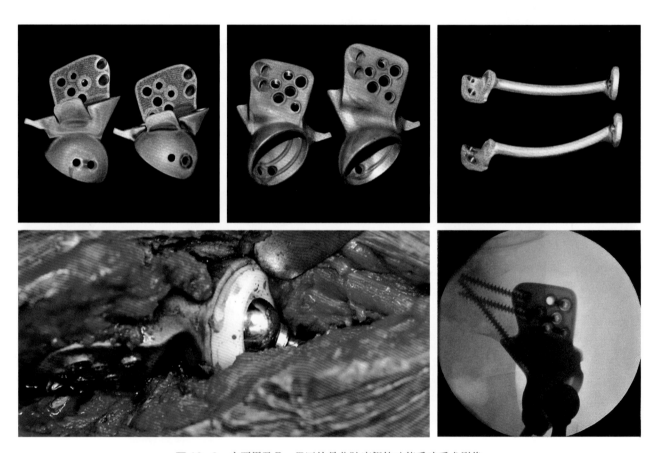

图 13-9 · 主要累及Ⅱ、Ⅲ区的骨盆肿瘤假体功能重建手术影像

【术后影像学评估】

术后 X 线片显示假体位置准确，螺钉固定良好（图 13-10）。经三维立体位置评估，判定假体安装位置与术前规划一致。

【创新观点】

主要累及Ⅱ、Ⅲ区的骨盆肿瘤，设计、应用 3D 打印个性化假体功能重建的治疗过程中，需特别关注以下几点。

（1）耻骨连接部件与髋臼主体的组配：耻骨是骨盆环的重要组成之一，是应力传导通路中连接髋臼与对侧耻骨的关键结构，形态接近管状，长度亦较长。累及Ⅲ区的肿瘤，截去耻骨后可能形成较长距离的骨缺失，甚至影响耻骨联合。综合考量手术显露范围、假体自重和假体安装难度等因素，耻骨连接部

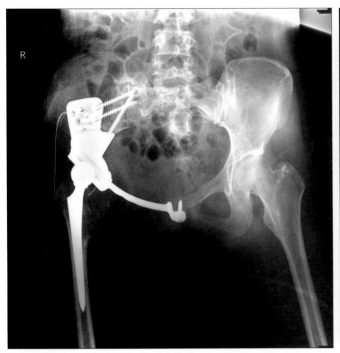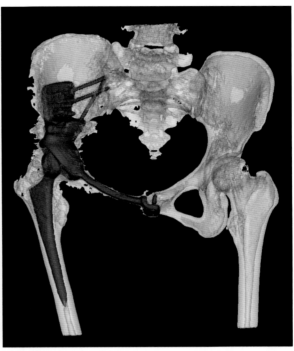

图 13-10 · 主要累及Ⅱ、Ⅲ区的典型骨盆肿瘤假体功能重建术后 X 线片及三维重建影像，显示假体安装与术前规划高度吻合

件宜设计为细长杆状结构；其与耻骨残端和臼杯主体的接触部位设计为片板结构，以增大接触面积，从而实现耻骨缺损的精准重建。在累及Ⅱ、Ⅲ区的骨盆肿瘤中，完整切除肿瘤后的髋臼缺损，也需要个性化髋臼假体重建髋关节功能。这种在两个部位分别重建，通过连接螺钉实现组配安装的模式，对耻骨连接部件的准确定位和结构适配提出了更高的设计要求。

耻骨联合为微动关节，且手术操作部位与髋臼术野距离较远，因切口显露有限，定位及操作难度较高。而耻骨连接部件与髋臼杯主体的组配依靠螺钉固定，要求髋臼杯主体和耻骨连接部件的定位完全准确。因此，要求设计与制备精度高且一致。

（2）髂骨搭靠钩板的设计：髂骨搭靠钩板是一种可应用于累及髋臼的骨盆肿瘤个性化重建的辅助结构，贴着髋臼、髂骨移行部位的截骨平面，向适当方向延伸以搭靠髂骨残端表面，不仅可以辅助定位，还可防止假体发生松动、位移。髂骨搭靠钩板的设计及加工要求较高，且由于髂骨翼内、外及前侧的解剖结构复杂，术中显露有限等，术中定位安装的难度较大。因此，与髂骨护翼不同，髂骨搭靠钩板并不是累及Ⅱ、Ⅲ区骨盆肿瘤个性化假体的常规设计。此外，应避免在术中难以充分显露或易损伤重要血管、神经的部位，如髂骨残端后侧、坐骨大孔等处设计搭靠钩板，以免增加手术难度及损伤重要的血管、神经。

第十四章
主要累及Ⅰ、Ⅱ、Ⅲ区的骨盆恶性肿瘤个性化假体功能重建策略

【简要病史】

患者男性，74岁，体检发现左骨盆软骨肉瘤。入院时，患者左髋疼痛明显，左下肢肌肉萎缩，行走受限，难以独自坐下或下蹲，生活自理能力受损。

【影像学检查】

采集患者影像学数据，以骨盆为核心，兼顾股骨区域（图14-1）。

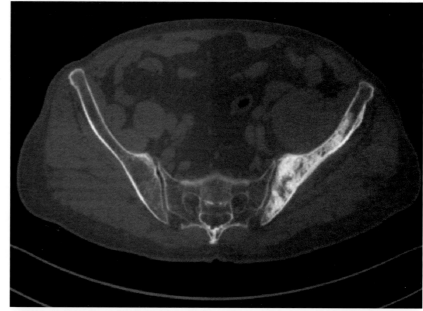

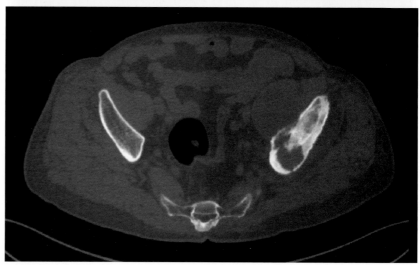

图14-1·主要累及Ⅰ、Ⅱ、Ⅲ区的骨盆肿瘤术前CT。显示左骨盆大范围肿瘤侵犯

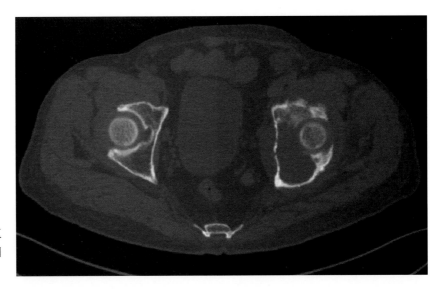

图14-1（续）·主要累及Ⅰ、Ⅱ、Ⅲ区的骨盆肿瘤术前CT。显示左骨盆大范围肿瘤侵犯

影像学检查结果显示左侧骨盆肿瘤病灶范围较大。病灶后上方临近骶髂关节，但未穿透骶髂关节面；髋臼周围被广泛侵犯，向前至耻骨上支中部，向下至坐骨结节。髂骨根部至髋臼内侧，可见肿瘤向盆腔膨出（图14-2）。

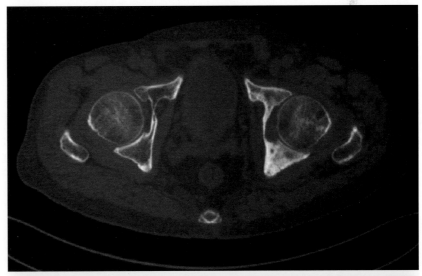

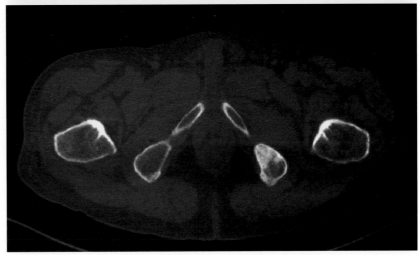

图14-2·主要累及Ⅰ、Ⅱ、Ⅲ区的骨盆肿瘤术前CT。显示左骨盆大范围肿瘤。左骨盆肿瘤，累及髂骨、髋臼、坐骨

【医工讨论与术前规划】

1. 医工讨论

影像学数据采集后，医工讨论。骨盆肿瘤广泛累及Ⅰ、Ⅱ、Ⅲ区，骨盆 CT 三维重建显示，左侧骨盆肿瘤广泛侵犯，髋臼内后侧及髂骨根部可见骨肿物明显膨出，并部分挤压盆腔脏器。肿瘤向后上方侵犯骶髂关节周围骨质，但未突破骶髂关节面；向骨盆前方侵犯耻骨中段；向下侵犯坐骨大部（图14-3）。

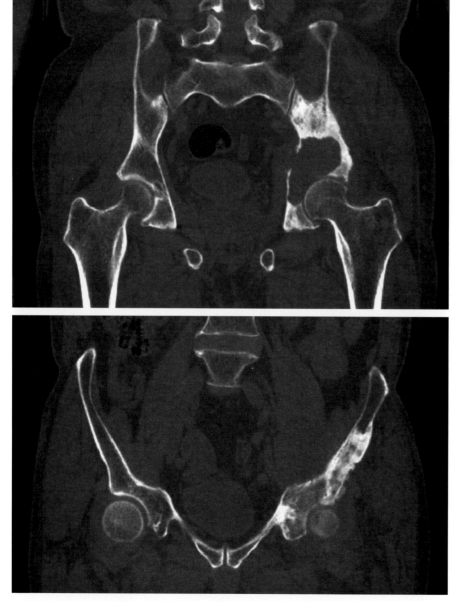

图 14-3 · 主要累及Ⅰ、Ⅱ、Ⅲ区的骨盆肿瘤典型术前 CT（冠状面）

骨盆 CT 三维重建如图 14-4 所示。经医工讨论认为，虽然患者年龄较大，但一般情况尚可，经医工讨论，认为其可耐受麻醉和肿瘤完整切除及骨盆重建手术。骶骨未见肿瘤侵犯，耻骨体及耻骨上支内侧骨骼尚完整，可行骨盆重建假体安装、固定。

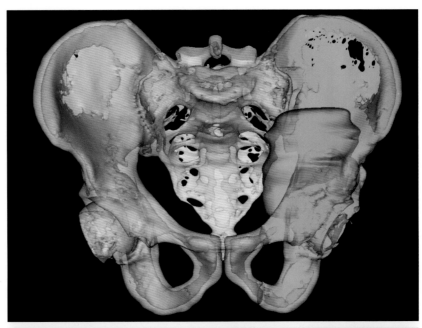

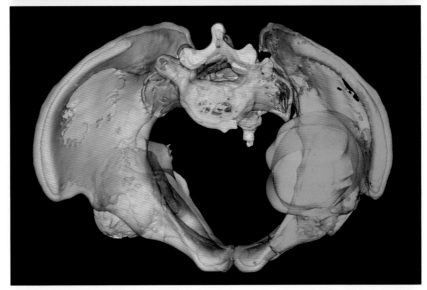

图14-4 · 主要累及Ⅰ、Ⅱ、Ⅲ区的骨盆肿瘤术前CT三维重建。绿色示巨大骨盆肿瘤及受累骨骼

2. 术前规划

患者髂骨近骶髂关节部位骨骼受肿瘤侵犯，但未突破骶髂关节面，术中需行骶髂关节离断。肿瘤自髋臼向耻骨上支中段及坐骨结节方向侵犯，术中需于耻骨上支及耻骨下支与坐骨移行部位截骨，从而完整去除软骨肉瘤及受累半侧骨盆。累及Ⅰ、Ⅱ、Ⅲ区骨盆肿瘤在完整切除肿瘤后骨缺损范围大，宜借助3D打印个性化组配式假体，于髂骨、髋臼、耻骨部位分别定位各部件，然后组配安装，实现半侧骨盆功能重建。

【假体设计原则】

基于主要累及Ⅰ、Ⅱ、Ⅲ区的骨盆肿瘤假体设计原则，以骶髂关节及耻骨部位假体结构的设计为核心，连接并支撑髋臼重建部件，实现骨盆3D打印个性化假体功能重建（图14-5）。半骨盆假体分为髂骨重建部件、耻骨重建部件及髋臼重建部件三部分。

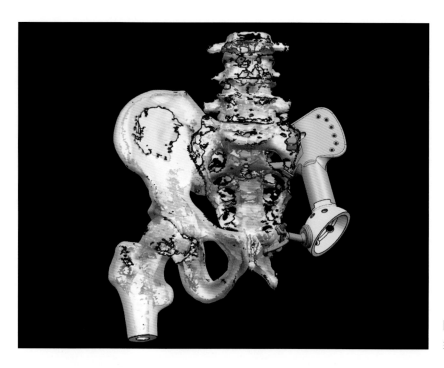

图 14-5 · 主要累及 Ⅰ、Ⅱ、Ⅲ 区的骨盆肿瘤功能重建假体设计

　　具体思路为，在髂骨重建部件的结构设计上，采用与 Ⅰ、Ⅱ 区骨盆肿瘤重建假体类似的整体结构，即骶髂关节接触面与短翼状结构圆滑过渡，并与柱状单元融合，最终向前下方与髋臼重建部件组配、安装（图 14-6）。在医工团队研讨下，精准评估经骶髂关节离断后残余骶髂关节面的预计骨骼形态，并经适当的结构优化及曲面整合，形成相对简洁、流畅且与残余骨面适配的骶髂关节接触面。

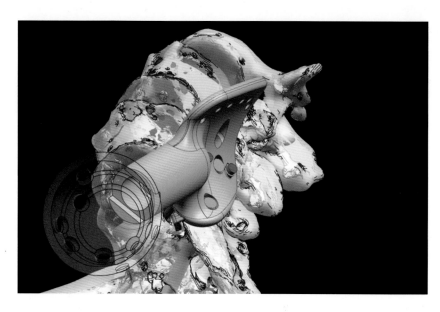

图 14-6 · 主要累及 Ⅰ、Ⅱ、Ⅲ 区的骨盆肿瘤功能重建假体设计。显示骶髂关节接触面与短翼状结构圆滑过渡，并与柱状单元融合

　　髂骨重建部件与髂骨接触的部位，可以设计大面积多孔网状结构，促进骨整合以提高长期稳定性。根据患者骶骨的个性化结构特征、骨骼质量等，通过精准设计的钉道，向骶骨前上方置入固定螺钉（图 14-7）。螺钉设计应在医工团队密切沟通和综合评估下进行，骶骨螺钉不仅需避免螺钉-螺钉、螺钉-假体间干涉，还需要充分避开骶管、骶孔及周围骶神经丛和骶前血管丛。在钉道方向及位置选择上，骶骨螺钉与周围重要解剖结构之间必须留有间隙，从而为手术操作留有余地。与累及 Ⅰ、Ⅱ 区骨盆肿瘤重建

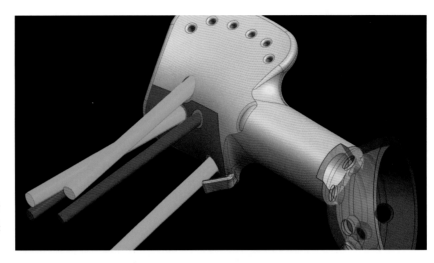

图 14-7·主要累及Ⅰ、Ⅱ、Ⅲ区的骨盆肿瘤功能重建假体设计。显示骶髂关节接触面、多孔层及螺钉设计

假体的髂骨部件设计类似，累及Ⅰ、Ⅱ、Ⅲ区的骨盆肿瘤重建假体亦可借助骶骨钩辅助固定。

鉴于累及Ⅰ、Ⅱ、Ⅲ区的骨盆肿瘤重建假体整体结构偏大，而耻骨残留可供固定的骨质相对较小，因而，必须在结构设计上予以针对性优化，从而使假体于骨盆前内侧得到最大的支撑和可靠的固定。具体来说，在不明显影响术区暴露范围及假体安装的前提下，应适当扩大耻骨重建部件的骨接触面积。宜充分利用耻骨残端前侧及上侧骨骼，分别设计固定螺钉。在钉道位置和角度设计上，应在不出现螺钉相互干涉并留有手术空间的前提下，利用交锁钉道实现紧固安装（图 14-8）。

在累及Ⅰ、Ⅱ、Ⅲ区的骨盆肿瘤病例中，鉴于坐骨在骨盆环整体生物力学性能中的重要性低于髂骨和耻骨，同时暴露坐骨深部的操作难度及创伤均较大，因此，对坐骨在截骨后形成的缺损并不常规进行重建。髋臼重建部件可以利用相对标准的参数进行设计，从而加速加工、制备进程，便于手术安装，如可以利用标准球形臼杯联合柱状结构单元，与髂骨重建部件组配。臼杯前内侧方留有假体连接钉孔，从而与耻骨重建部件组配连接。此外，可在臼杯壁设计若干空孔，以在使用骨水泥固定内衬时，通过适当挤压使骨水泥由臼杯内侧透过杯壁进入臼杯外侧，实现骨水泥的交锁，强化骨水泥固定的可靠性（图 14-9）。

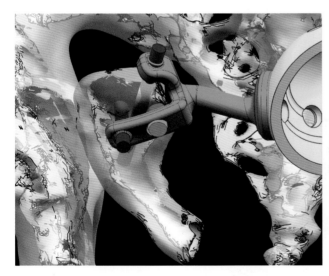

图 14-8·主要累及Ⅰ、Ⅱ、Ⅲ区的骨盆肿瘤功能重建假体设计。显示耻骨重建部件适当增大，并采用多角度交锁螺钉固定

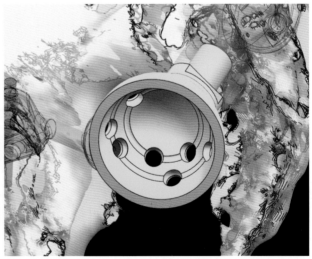

图 14-9·主要累及Ⅰ、Ⅱ、Ⅲ区的骨盆肿瘤功能重建假体设计。显示臼杯壁设计若干空孔，可在使用骨水泥固定内衬时使其透过实现交锁，从而强化固定

　　累及Ⅰ、Ⅱ、Ⅲ区骨盆肿瘤个性化功能重建假体体积较大，需多部件组配安装，且结构相对复杂，因此，必须应用有限元力学模拟分析、判断假体在生理负荷下的形变及应力集中情况，以针对性地对结构设计进行修改。经优化设计后，最终的假体结构的生物力学模拟如下。

　　（1）站立状态下整体形变的初步仿真模拟显示，在站立载荷下，直接对抗股骨头接触应力的臼杯上侧出现了较大形变；此外，鉴于臼杯主体为杯壳结构，在继发于上方形变的牵拉作用下，臼杯前下侧也出现了较大程度的形变（图14-10）。由于臼杯上方更接近柱状单元融合部位，因而形变得到一定抑制。最终，臼杯前下方形变模拟数值高于上方。耻骨部件与臼杯的连接处避开了前述两个形变较大区，参照骨盆解剖形态规律，取臼杯前内侧组配安装，从而最大程度增强组配稳定性。

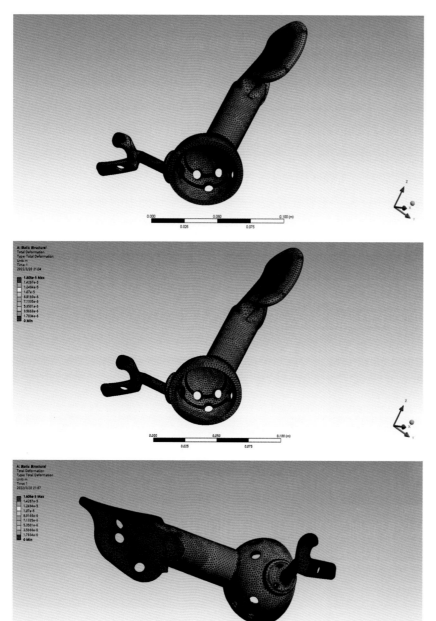

图 14-10 · 主要累及Ⅰ、Ⅱ、Ⅲ区的骨盆肿瘤功能重建假体设计。显示在生理载荷下，假体整体形变较低，个别形变程度稍高的区域已避开假体部件连接关键部位（如耻骨重建部件与臼杯连接处）

从前下方到后上方，髂骨部件形变程度逐渐递减，但在髂骨短翼结构的前端出现一个轻度形变增加部位（图14-11），此处亦可能为髂骨部件其他部位整体形变的继发牵拉所致，设计时予以圆钝处理，从而避免其发生局部断裂。

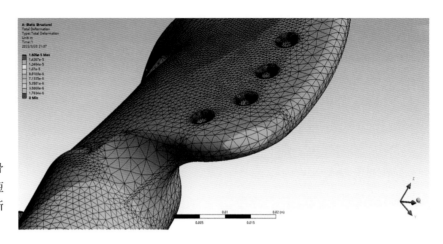

图14-11·主要累及Ⅰ、Ⅱ、Ⅲ区的骨盆肿瘤功能重建假体设计。显示髂骨短翼结构前端形变稍高，但无明显局部断裂风险

（2）站立状态下应力集中的初步仿真模拟显示，假体整体应力分布相对均匀，应力集中情况较少（图14-12）。耻骨重建部件连接杆与接触片的移行部位，以及骶骨钩折弯部位存在轻度应力集中，此两处通过圆钝过渡优化予以补强。骶骨固定钉孔内壁有一处轻度应力集中部位，经优化设计，增加该钉孔周围假体厚度，提升结构强度。

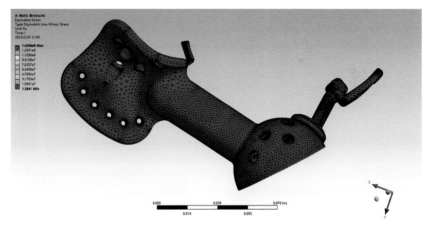

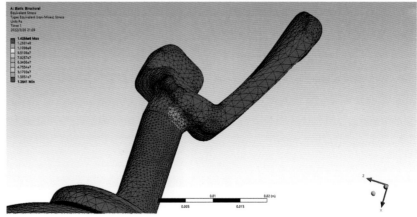

图14-12·主要累及Ⅰ、Ⅱ、Ⅲ区的骨盆肿瘤功能重建假体力学有限元应力分布模拟。显示在生理载荷下，假体应力分布均匀，仅部分结构过渡部位应力稍高，无严重应力集中现象

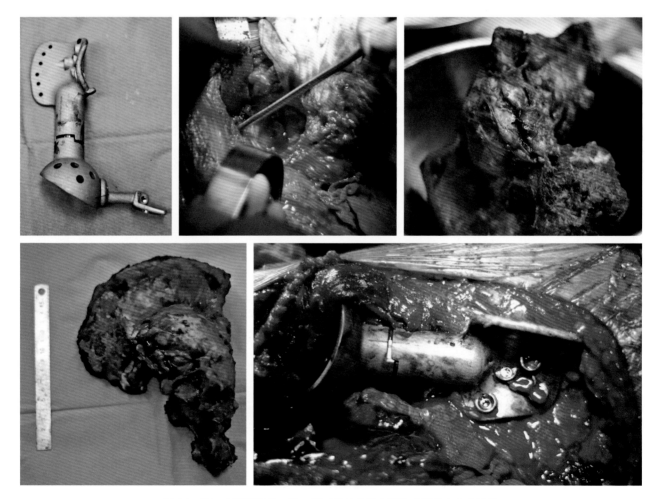

图 14-12（续）· 主要累及Ⅰ、Ⅱ、Ⅲ区的骨盆肿瘤功能重建假体力学有限元应力分布模拟。显示在生理载荷下，假体应力分布均匀，仅部分结构过渡部位应力稍高，无严重应力集中现象

【手术治疗】

全麻后取右侧漂浮体位，逐层切开，充分显露左侧髋臼、骶髂关节，并适当暴露髋臼-耻骨移行处及坐骨结节上部。于左耻骨前侧做横行切口，暴露耻骨上支。根据术前规划对坐骨、耻骨精准截骨，并离断骶髂关节，于骶髂关节残余骨面及耻骨残端分别放置髂骨及耻骨重建部件。股骨侧扩髓，安装股骨柄，调试股骨头长度。经 C 臂 X 线透视判断位置理想后，利用螺钉固定假体及连接部件。手术过程如图 14-13 所示。

图 14-13 · 主要累及Ⅰ、Ⅱ、Ⅲ区的骨盆肿瘤假体功能重建手术影像

【术后影像学评估】

术后 X 线片显示假体位置合适，螺钉固定良好。经三维立体位置评估，假体安装位置与术前规划基本一致。

【创新观点】

主要累及 Ⅰ、Ⅱ、Ⅲ 区的骨盆肿瘤 3D 打印个性化假体功能重建的治疗过程中，需特别关注以下几点。

（1）臼杯骨水泥交锁空孔：对于臼杯结构不太复杂、杯壁无骨接触和无钉孔区域较多的髋臼重建部件，可在医工团队充分沟通下，适当增设空孔，以便骨水泥在内衬安装过程中透过，实现交锁，强化固定（图 14-14）。此处需要注意的是，空孔的直径和数量均以适合为宜，不可设计得过大、过多，以免影响杯壁整体力学强度，增大在生理载荷反复作用下严重形变和断裂的风险。

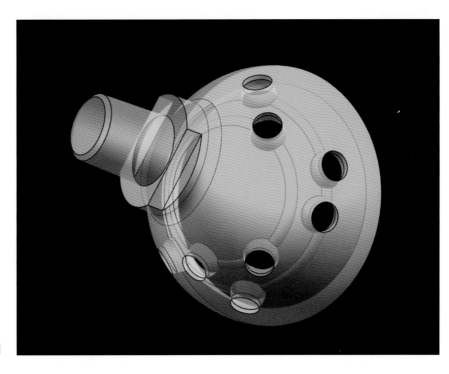

图 14-14 · 臼杯骨水泥交锁空孔示意图

此外，空孔不仅需要避开现有钉孔和骨接触区，外观也应有别于螺钉钉孔，以便在术野受血液及组织污损的情况下，术者可以快速、直观地区分骨水泥空孔和螺钉钉孔，方便手术操作。骨水泥空孔的结构修正以及外观差异化改造，可以通过计算机辅助结构设计后 3D 打印制备，亦可通过加工车床直接完成。此两种方式对于臼杯及周围螺钉钉孔力学强度的影响有所不同，因而，在设计中医工团队还应与制备部门沟通，从而最便捷、可靠且准确地完成。

（2）增大接触面积的耻骨重建设计：由于在去除主要累及 Ⅰ、Ⅱ、Ⅲ 区的骨盆肿瘤及受累骨骼后，形成了巨大的骨骼缺损，因而，对功能重建假体的生物力学性能提出了更高的要求。耻骨承担着分担骶髂关节面应力、恢复骨盆环连续性及进一步提升骨盆假体整体稳定性的责任，但截去部分耻骨后，其残端截面很小，因此，耻骨重建部件应最大程度地增大假体-骨接触面积（图 14-15），如耻骨上方和前

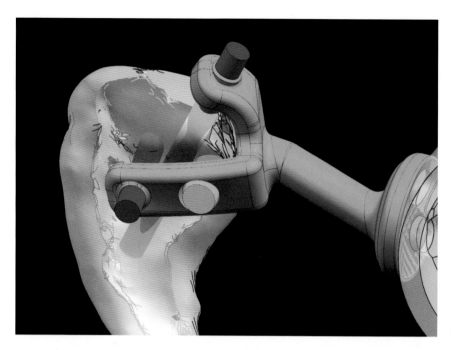

图 14-15 · 耻骨重建部件设计。采用增大接触面积的耻骨重建设计

方骨骼均为可提供接触位点。此外，耻骨内部的固定螺钉也应充分进行交锁强化设计。上述两种设计的接触面积增大和交锁强化，必须以不明显影响手术暴露、术者操作为前提，切忌因过大、过于复杂的耻骨重建部件设计增加暴露创伤，妨碍手术正常进行。

第十五章
主要累及Ⅰ、Ⅱ、Ⅳ区的骨盆恶性肿瘤个性化假体功能重建策略

【简要病史】

患者女性，56岁，左髋疼痛伴夜间痛，拟诊断为左骨盆肿瘤入院。临床查体见左侧骨盆明显肿胀，压痛（+++），表面皮温高，左下肢活动受限，生活自理能力受损。

【影像学检查】

采集患者影像学数据，以骨盆为核心，兼顾股骨区域。结果显示左侧骨盆肿瘤病灶范围大，以髂骨区域为中心膨胀性生长，后上方侵及骶髂关节。髂骨大部分已破坏，累及髋臼中上部。髂骨骶髂关节面部分受累，骶骨左侧部分骨骼受累（图15-1）。坐骨及耻骨区域正常。

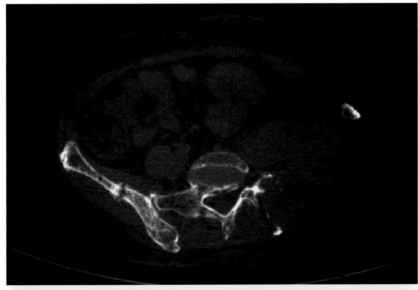

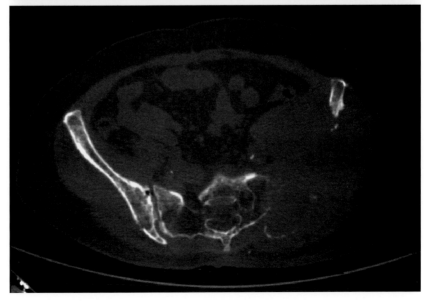

图 15-1 · 主要累及Ⅰ、Ⅱ、Ⅳ区的骨盆肿瘤术前CT。显示左骨盆大范围肿瘤，累及髂骨、髋臼、骶骨

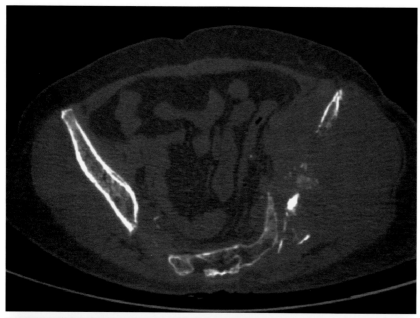

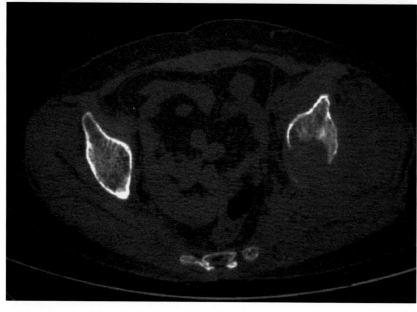

图 15-1（续）· 主要累及 Ⅰ 、Ⅱ 、Ⅳ区的骨盆肿瘤术前 CT。显示左骨盆大范围肿瘤，累及髂骨、髋臼、骶骨

【医工讨论与术前规划】

1. 医工讨论

影像学数据采集后，医工讨论后认为此例为骨盆恶性肿瘤，广泛累及 Ⅰ 、Ⅱ 、Ⅳ区（图 15-2）。骨盆 CT 三维重建可见左侧骨盆巨大肿瘤，突破左侧骶髂关节，累及邻近的左侧骶骨、髋臼中上部，坐骨及耻骨正常（图 15-3）。患者一般情况尚可，可耐受骨盆肿瘤完整切除及保肢重建手术。

2. 术前规划

左侧骨盆恶性肿瘤广泛侵犯，需行肿瘤扩大切除，其中，于左侧骶骨行纵行截骨，于髋臼中下处行髋臼截骨，截除骨盆肿瘤，保留髋臼下部及耻骨、坐骨。截除肿瘤后骨盆缺损范围大，应用 3D 打印个性化骨盆重建假体，于骶骨截骨面及髋臼截骨面定位、安装。

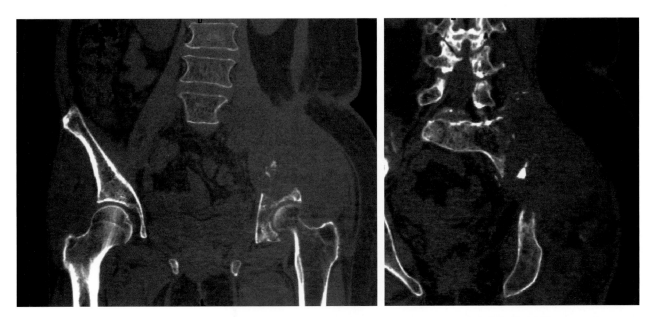

图15-2 · 主要累及 I 、Ⅱ、Ⅳ区的骨盆肿瘤典型术前 CT（冠状面）。显示左骨盆大范围肿瘤

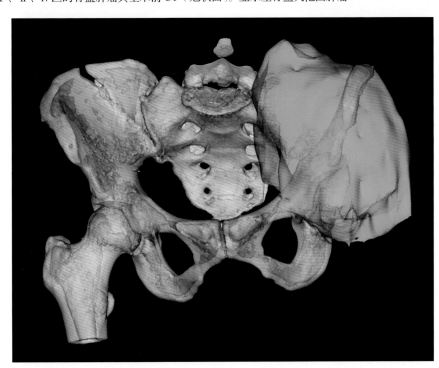

图15-3 · 主要累及 I 、Ⅱ、Ⅳ区的骨盆肿瘤术前 CT 三维重建。绿色示巨大骨盆肿瘤及受累骨骼

【假体设计原则】

依据累及 I 、Ⅱ、Ⅳ区的骨盆肿瘤假体设计原则，以骶骨截面、髋臼截面定位重建固定，实现半骨盆个性化假体功能重建（图15-4）。半骨盆假体分为骶骨、髂骨及髋臼重建部件三部分。

综合评估骶骨肿瘤累及范围、截骨后残余骶骨力学稳定性及周围骶神经、血管等因素，经医工讨论确定骶骨截骨位置。通过对截除骶骨块的逆向三维重建，确定一个力学强度较高的结构，简化设计，略去非必要骨质，经圆滑、融合过渡及设计钉道等后处理，形成骶骨重建部件结构"毛坯"，再根据手术规划、可操作性、术野暴露等因素进行结构优化，完成骶骨重建部件结构设计（图15-5）。

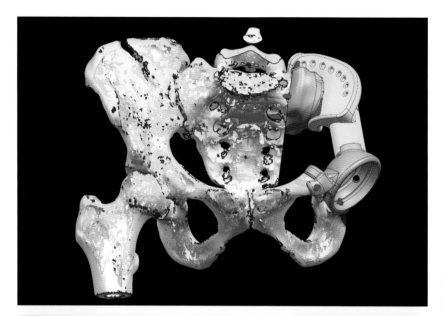

图 15-4 · 主要累及Ⅰ、Ⅱ、Ⅳ区的骨盆肿瘤功能重建假体设计

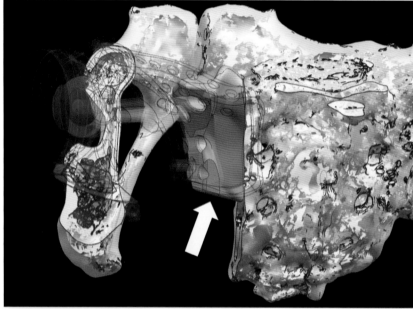

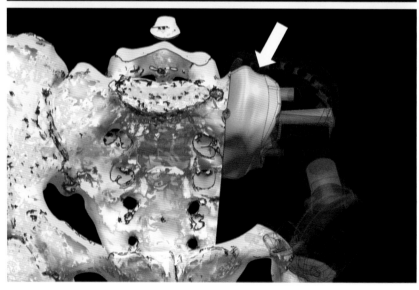

图 15-5 · 主要累及Ⅰ、Ⅱ、Ⅳ区的骨盆肿瘤功能重建假体设计。箭头示骶骨重建部件

　　髂骨重建部件以短翼状结构为主体，其内侧面与骶骨重建部件外侧面接触，接触区钉孔与骶骨重建部件内部钉道精准配合，以便术中螺钉贯通并置入残留骶骨。此外，应配有可直接组配骶骨与髂骨重建部件的假体连接钉孔。髂骨重建部件前下方与柱状结构融合过渡，并与髋臼重建部件通过压配组装（图15-6）。髂骨重建部件外上缘设计若干空孔，用于术中缝合周围肌腱。

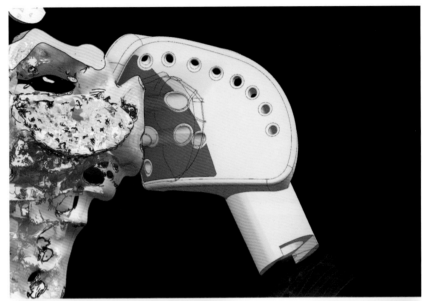

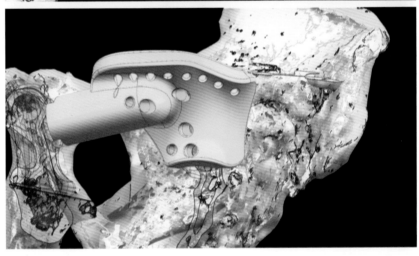

图15-6·主要累及Ⅰ、Ⅱ、Ⅳ区的骨盆肿瘤功能重建假体设计。髂骨重建部件的设计

　　由于髂骨与骶骨重建部件之间无法通过骨长入而实现长期稳定整合，因而，二者间连接钉孔及其周围的应力负荷会显著增大。为防止髂骨重建部件在躯干重力负荷下出现明显的折弯形变甚至断裂，应适当增加髂骨翼状结构区的整体厚度，增加曲面宽度并形成弯曲包绕结构，最大程度地降低假体失败风险（图15-7）。

　　为强化髋臼重建部件固定的稳定性，同时，最大程度地保留患者的正常骨骼，根据肿瘤侵犯范围，精准设计Ｖ字形髋臼截骨线（图15-8）。经Ｖ字形截骨，残留髋臼形成彼此成角的截骨面。根据髋臼截骨面个性化设计结构适配的髋臼重建部件板状结构接触面，并使髋臼重建部件与髋臼杯主体圆滑过渡融合。板状结构前上方加设一个向耻骨根部方向延伸的短护翼结构，并于其中心设计锁定钉孔一枚，从而与臼杯主体各螺钉形成正交固定，强化髋臼重建部件固定强度。

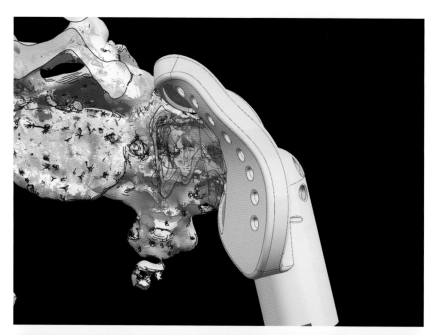

图 15-7 · 主要累及 I 、II 、IV区的骨盆肿瘤功能重建假体设计。髂骨重建部件的设计

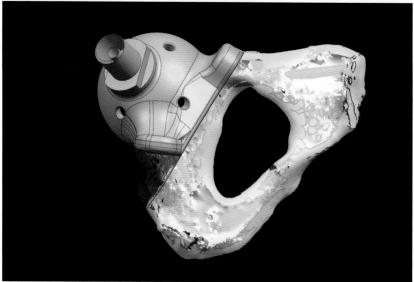

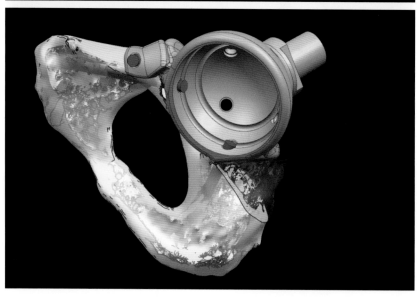

图 15-8 · 主要累及 I 、II 、IV区的骨盆肿瘤功能重建假体设计。显示髋臼重建部件及 V 字形截骨

　　累及Ⅰ、Ⅱ、Ⅳ区骨盆肿瘤个性化功能重建假体涉及骶骨重建，力学环境复杂，组配连接多，因而，有必要应用有限元力学模拟分析进行结构优化。经优化后假体结构力学模拟如下。

　　（1）站立状态下整体形变的初步仿真模拟显示，髋臼重建部件整体形变较小；骶骨重建模块靠近骨面部位形变中等，外侧形变较小；髂骨重建部件整体形变中等，与骶骨重建部件接触部位形变亦尚可，但髂骨短翼板状结构的内侧末端形变稍大（图15-9）。髂骨短翼考虑为躯干的巨大载荷经骶骨重建模块和连接螺钉传递至髂骨重建部件，并作用于上下两端引起形变所致。由于髂骨重建部件前下方为柱状结构单元并与髋臼部件相接，形变得到抑制，因而，最终形变程度小于髂骨短翼板状结构的内侧末端。

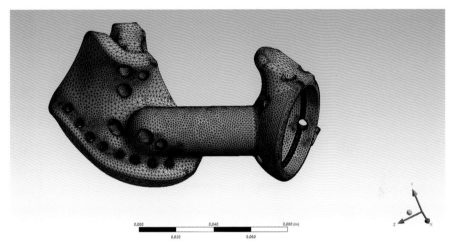

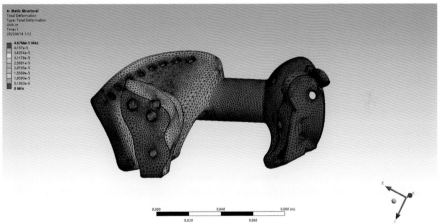

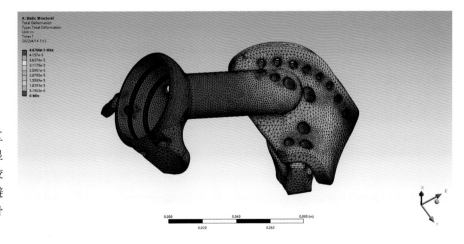

图15-9·主要累及Ⅰ、Ⅱ、Ⅳ区的骨盆肿瘤功能重建假体设计。显示在生理载荷下，假体整体形变较低，个别形变程度稍高的区域已避开假体部件关键连接部位（如骶骨重建部件与髂骨重建部件结合处）

如前所述，根据有限元模拟分析结果，预先适当增加髂骨重建部件短翼板状结构的厚度，且未在此预计高形变区设计任何承担连接、承重等责任的关键结构，故此处假体失败风险得到有效控制。

（2）站立状态下应力集中的初步仿真模拟显示，假体整体应力分布相对均匀，应力集中较少（图15-10）。假体中段柱状结构与髋臼、髂骨重建部件的转接移行处有轻度应力集中，此两处已经过圆滑过渡的圆钝融合设计处理，使力学强度得到显著提升。

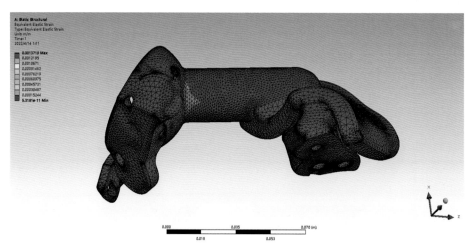

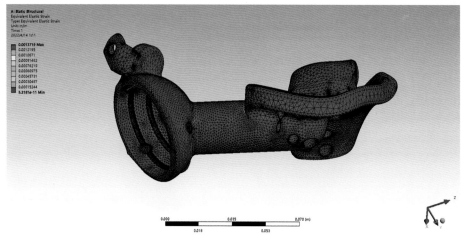

图15-10·主要累及Ⅰ、Ⅱ、Ⅳ区的骨盆肿瘤功能重建假体力学有限元应力分布模拟。显示在生理载荷下，假体应力分布均匀，无严重应力集中现象

【手术模拟】

应在交付医疗机构消毒前利用制备出的假体进行手术模拟。使用1:1的3D打印个性化骨盆模型，依照术前规划进行截骨，模拟安装假体原件，效果如图15-11所示。

【手术治疗】

全麻后取右侧漂浮体位，逐层切开，充分显露左侧髂骨、髋臼、骶髂关节、骶骨。根据术前规划安装截骨导板，精准截骨，于骶骨及髋臼截骨处安放骶骨及髋臼重建部件。股骨侧扩髓，安装股骨柄，调试股骨头长度。经C臂X线透视证实假体安放位置满意后，置入螺钉固定。手术过程如图15-12所示。

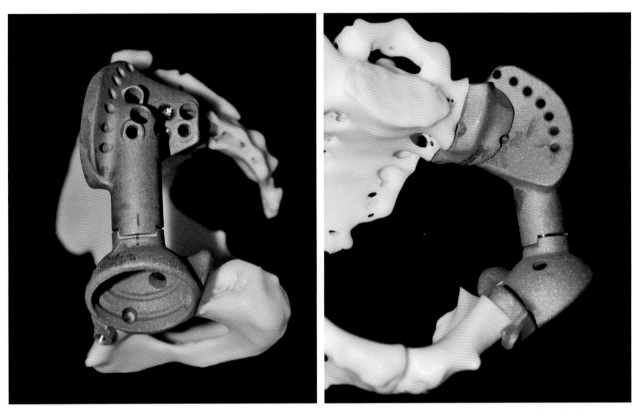

图 15-11·主要累及Ⅰ、Ⅱ、Ⅳ区的骨盆肿瘤功能重建模拟手术影像

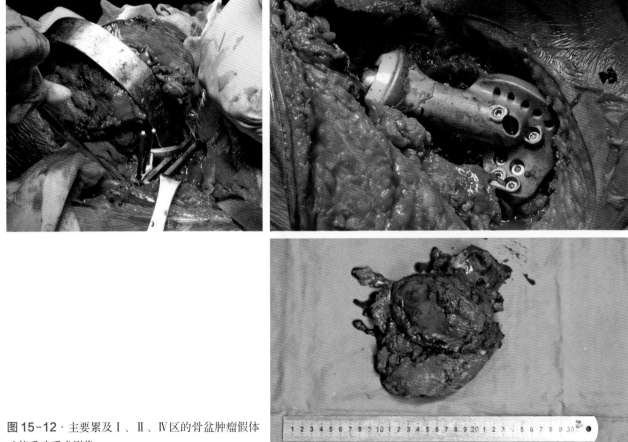

图 15-12·主要累及Ⅰ、Ⅱ、Ⅳ区的骨盆肿瘤假体
功能重建手术影像

【术后影像学评估】

术后 X 线片显示假体位置良好，固定可靠，整体安装效果与术前规划基本一致（图 15-13）。

【创新观点】

主要累及 Ⅰ、Ⅱ、Ⅳ 区的骨盆肿瘤 3D 打印个性化假体功能重建的治疗过程中，需特别关注以下几点。

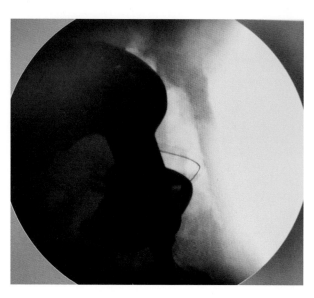

图 15-13·主要累及 Ⅰ、Ⅱ、Ⅳ 区的骨盆肿瘤假体功能重建术后 X 线影像

（1）骶骨填充块的结构简化：骶骨周围存在重要的血管、神经及韧带等，因而，在设计骶骨重建部件时，虽然需遵守力学重建的简化原则，但应该保留其解剖形态，采用圆钝流畅过渡设计，以减少骶骨重建部件植入后对周围神经、血管等的影响。

（2）V 字形髋臼截骨：截骨后残留髋臼的截骨面可供髋臼重建部件贴附，截骨面相互成角，可分别配合臼杯主体，显著增强假体的稳定性及骨－假体界面的整合。此外，成角的 V 字形截骨面可为假体安装提供位置引导。